Aphorismen, Sentenzen und anderes

Aphorismen, Sentenzen und anderes –

nicht nur für Mediziner

herausgegeben von
Walter Schmitt

unter Mitarbeit von
Waltraud Drechsler

5., bearbeitete Auflage

VEB JOHANN AMBROSIUS BARTH
LEIPZIG 1988

o. Prof. (em.) Dr. sc. med. Dr. med. h.c. Walter SCHMITT
Schliemannstraße 35
Rostock, DDR-2500
Dipl. phil. Waltraud DRECHSLER
Warnowallee 6/11
Rostock, DDR-2500

Aphorismen, Sentenzen und anderes – nicht nur für Mediziner / hrsg. von Walter Schmitt. Unter Mitarb. von Waltraud Drechsler. –
5., bearb. Aufl. – Leipzig : VEB J. A. Barth, 1988. –
146 S.

Lizenz-Nr. 125/13/88
Printed in the German Democratic Republic
Lichtsatz: INTERDRUCK, Graphischer Großbetrieb
Leipzig – III/18/97
Druck: Messedruck, Leipzig
Buchbinderische Verarbeitung: LVZ-Druckerei
»Hermann Duncker«, Leipzig
LSV 2005
Bestell-Nr. 793 815 1
01450
ISBN 3-335-00075-7

Vorwort

Motto: Ein Aphorismus ist der letzte Ring einer langen Gedankenkette.

(Marie von Ebner-Eschenbach)

Vielleicht interessiert manchen Leser, wie eine solche Sammlung entstanden ist. Als Ausgleich zum Studium der Fachliteratur lese ich gern Belletristik, Biographien, Medizingeschichte und ein bißchen Philosophie, auch Klassik und Historie. Es kam der Moment, wo ich anfing anzustreichen. Schließlich exzerpiert man, notiert die Fundstelle und legt ab. Besteht erst einmal Freude am Sammeln von Aphorismen und Epigrammen, dann sucht man systematischer und prüft, was andere schon zusammengetragen haben. Sehr erstaunt stellt man dabei Parallelen fest mit Erfahrungen von vor über zweitausend Jahren, auch daß sich indische Spruchweisheit von 800 v. u. Z. bis 500 u. Z. und sogar chinesische von vor 2000 Jahren gar nicht so sehr von der unseren unterscheidet. Nach Jahren – man ist der Alltagspflichten schon ledig – beginnen Sichtung und Ordnung. Dabei ergibt sich das Problem der Auswahl, wobei natürlich eigene Lebenserfahrung und persönlicher Geschmack nicht unwichtige Kriterien sind.

Es war mein Bemühen, epigrammatische Aussagen über die Medizin, von Medizinern über ihr Fach und über das Bezugsobjekt der Medizin, den Menschen mit all seinen Problemen dem interessierten Leser zugänglich zu machen. Wenn dabei der Chirurgie etwas mehr Raum gewährt wurde, dann einfach, weil es mein Fach ist. Man verzeihe auch die reichlich vorhandenen Rückgriffe auf

Autoren der Antike, besonders der römischen. Die lateinische Sprache ist aber bisher in Klarheit und Kürze von keiner modernen Sprache erreicht worden.
Ein solches kleines Werk hat keinen eigentlichen Zweck, schon gar nicht den, als »Zitatenschatz« zu dienen. Das Büchlein will zum Nachdenken, zu Vergleich, Bestätigung oder Ablehnung anregen, in jedem Fall zur Auseinandersetzung mit der eigenen Erfahrungswelt. Wer »action« sucht oder gewohnt ist, schnell oder diagonal zu lesen, wird enttäuscht sein; Epigramme, Sentenzen und Aphorismen muß man stückweise genießen.
Dieses Buch hat bereits in vier Auflagen seinen Leserkreis gefunden. Das unverändert große Interesse an medizinischen Zitaten war Anlaß für den Verlag, eine fünfte, nur geringfügig veränderte Auflage herauszugeben. Durch das Einfügen der Lebensdaten der Zitierten entsprachen wir einem häufig geäußerten Wunsch der Leser und geben ihnen so Gelegenheit, den Betreffenden in Verbindung zu seiner Zeit zu sehen.

Rostock, im Januar 1988 *Walter Schmitt*

Wert der Gesundheit

Gesundheit ist ein Zustand vollständigen physischen, geistigen und sozialen Wohlbefindens und nicht nur die Abwesenheit von Krankheit oder Gebrechlichkeit.

(Verfassung der Weltgesundheitsorganisation)

Gesundheit setzt Selbständigkeit und freie Verantwortung voraus. Die große Gesundheit, nicht Lebensflucht, Leidenssucht und Verzärtelung des Menschen streben wir an.

Hans Schwarz (1894–1964)

Gesundheit ist gewiß nicht alles, aber ohne Gesundheit ist alles nichts.

Arthur Schopenhauer (1788–1860)

Gesundheit wird erst dann geschätzt, wenn Krankheit naht.

Gesundheit ist heute allgemein als ein ökonomisches Prinzip anerkannt.

Charles H. Mayo (1865–1939)

Vorbeugen ist besser als Heilen.

Prophylaxe ist das ~~Alpha und Omeg~~a bei der Gesunderhaltung der Bevölkerung.

Boris V. Petrovskij (geb. 1908)

Das Ziel der Medizin ist es, Krankheit zu verhindern und das Leben zu verlängern; das Ideal der Medizin wäre, den Arzt überhaupt überflüssig zu machen.

William J. Mayo (1861–1939)

Außer dem Kampf an der Front hat wohl keine andere Arbeit so viele Opfer gefordert wie die medizinische.

Wladimir Iljitsch Lenin (1870–1924)

Die Ärzte sind heutzutage darauf eingestellt, Kranke zu behandeln; sie müssen lernen, die sogenannten »Gesunden« zu untersuchen, um diese vor Krankheit zu bewahren.

Charles H. Mayo (1865–1939)

Ich halte es für sehr möglich, daß die Medizin dereinst alle Krankheiten heilen und daß der Mensch nur noch am Leben, an dem allmählichen Verschwinden aller Kräfte, sterben wird.

Christian Friedrich Hebbel (1813–1863)

Die finanzielle Wachstumseuphorie, verbunden mit den ungeahnten Ergebnissen von Forschung, Wissenschaft und Technik, hat uns gelegentlich vergessen lassen, daß auch der Medizin schon rein vom Biologischen her Grenzen gesetzt sind.

Karl Zimmermann (geb. 1922)

Ein verläßliches Gedärm ist für den Menschen gelegentlich mehr wert als jede Menge Gehirn.

Henry Wheeler Shaw (1818–1885)

Über die Norm belehrt das Pathologische vielleicht am tiefsten, und die ahnt zuweilen, als möchten von der Seite der Krankheit her die kühnsten Vorstöße ins Dunkel des Lebendigen zu vollbringen sein.

Thomas Mann (1875–1955)

Ärzte

Die Heilkunst ist unter allen Künsten die vornehmste.

Hippokrates (um 460–377 v. u. Z.)

Zusammenarbeit von Wissenschaftlern und Arbeitern – nur eine solche gemeinsame Arbeit wird imstande sein, die ganze Last des Elends, der Krankheit und des Schmutzes zu beseitigen.

Wladimir Iljitsch Lenin (1870–1924)

Denn die Notwendigkeit selbst veranlaßte die Menschen, die Heilkunde aufzusuchen und zu erfinden.

Hippokrates (um 460–377 v. u. Z.)

Natura sanat, medicus curat.
(Die Natur heilt, der Arzt behandelt.)

Grundsatz bei der Behandlung der Kranken: stets zweierlei im Auge haben: helfen oder wenigstens nicht schaden.

Hippokrates (um 460–377 v. u. Z.)

Qui bene diagnoscit effectusque victus, motuum animi et medicamentorum bene cognovit, auxiliante natura, bene medebitur.
(Wer gut diagnostiziert und die Wirkungen der Lebensweise, der Gemütsbewegungen wie der Heilmittel gut kennt, wird unter Mithilfe der Natur heilend behandeln.)

Giorgio Baglivi (1669–1707)

Mediziner kann nur derjenige genannt werden, der als den letzten Zweck seines Strebens das Heilen betrachtet.

Rudolf Virchow (1821–1902)

Arztsein ist von jeher nur eine Form des Menschseins gewesen.

Oswald Bumke (1877–1950)

Das ist es, was ich den anatomischen Gedanken in der Medizin nenne. Ich behaupte, daß kein Arzt ordnungsgemäß über einen krankhaften Vorgang zu denken vermag, wenn er nicht imstande ist, ihm einen Ort im Körper anzuweisen.

Rudolf Virchow (1821–1902)

Das Leben ist kurz, die Kunst ist lang, die Möglichkeiten sind begrenzt! Die Erfahrung ist trügerisch, und die Kritik ist schwer.

Hippokrates (um 460–377 v. u. Z.)

Die Heilkunst umfaßt dreierlei: die Krankheit, den Kranken und den Arzt. Der Arzt ist Diener der Kunst. Die Krankheit bekämpfen muß der Kranke mit Hilfe des Arztes.

Hippokrates (um 460–377 v. u. Z.)

Gewaltig irren diejenigen, die da meinen, ein Arzt des neuesten Standpunktes sei derjenige, welcher seine Kranken mit der größten Genauigkeit untersucht, selbst beklopft und behorcht und sich damit zufriedenstellt, daß er seine Diagnose in der Leiche bestätigt findet. Ein solcher Arzt hat nicht begriffen, daß das höchste Ziel aller medizinischen Forschung das Heilen ist.

Johann von Oppolzer (1808–1871)

Salus aegroti suprema lex.
(Höchstes Gesetz: das Wohl des Kranken).

Die Aufgabe des guten Arztes besteht darin, daß er das Notwendige tut und daß er das Überflüssige läßt.

Ferdinand Hoff (geb. 1896)

Heile mit Verstand, nicht mit Medikamenten.

Lateinische Spruchweisheit

Gesunde Lebensweise erreicht mehr für die Gesundheit als Doktoren.

Wer die Medizin versteht und ihr heiliges Feuer in sich trägt, ist es sich schuldig, daran zu denken, daß jeder Kranke nur einen Wunsch hat: geheilt zu sein. Die Zeit ist vorbei, da *Thomas Diafoirus** erklären konnte: »Das

* Gestalt aus »Der eingebildete Kranke« (*Molière*)

Publikum ist bequem. Sie (die Ärzte) haben niemanden Rechenschaft über ihre Handlungen abzulegen, und wenn man nur die Regeln der Kunst befolgt, braucht man sich keine Sorge um das zu machen, was geschehen kann«. Allerdings fügte auch er schon hinzu: »Es ist ärgerlich, daß die Großen absolut von den Ärzten geheilt sein wollen, wenn sie krank geworden sind«.

René Leriche (1879–1955)

Es war der erste Schritt auf dem Wege der Zivilisation, daß man dem Fremden das Gastrecht gewährte. Es ist die höchste Stütze des menschlichen Gefühls, daß man dem Fremden unter eigener Lebensgefahr das Leben rettet.

Rudolf Virchow (1821–1902)

Seit jeher galt dem wahren Arzt als oberstes Gesetz, jedem Kranken, ganz gleich welchen Standes, welcher Klasse, welcher Gemeinschaft, uneigennützig in jeder Not zu helfen, selbst wenn das mit dem Einsatz seines Lebens verbunden war.

Nikolai Guleke (1878–1958)

Der Kranke erwartet den Arzt täglich mit Sehnsucht; um diesen ärztlichen Besuch dreht sich sein ganzes Denken und Empfinden.
Der Arzt kann alles das schnell und exakt abmachen, darf aber nie eilig erscheinen, nie zerstreut. Das ist es, was den Arzt beliebt macht, was ihm Freunde und Praxis erwirbt.

Theodor Billroth (1829–1894)

Wie ein Vater ist der Arzt, solange man krank ist, wie ein Freund in der Zeit des Genesens und wie ein treuer Beschützer, wenn die Krankheit vorüber und man wieder völlig gesund ist.

Indische Spruchweisheit

Vom Arzt und vom Lehrer wird verlangt, daß er Wunder tue und tut er sie – wundert sich niemand.

Marie von Ebner-Eschenbach (1830–1916)

Das Leben entsteht aus dem Tod. Unser Können ist größer als unser Verstehen.

René Leriche (1879–1955)

Medizinische Litanei

O Herr, befreie uns
– von der Unfähigkeit, unsere Finger auch einmal völlig von etwas zu lassen;

– von zu viel Begeisterung für das Neue und Verachtung für das Alte;

– davon, das Wissen über die Weisheit, Wissenschaft über die Kunst; einen Geistesblitz über den gesunden Menschenverstand zu stellen;

– davon, die Behandlung einer Krankheit beschwerlicher zu machen als ihr Ertragen.

Sir Robert Hutchinson (1871–1960)

Der Doctor Juris mag schlecht sein, das schadet dem Publico wenig. Der Doctor Theologiae tut noch weniger Schaden. Aber der Doctor Medicinae geht gleich auf Leben und Tod.

Johann David Michaelis (1717–1791)

9 Gebote für Ärzte

1. Sei nicht zu schlau
2. Diagnostiziere keine Raritäten
3. Sei nicht eilig
4. Sei nicht launisch
5. Halte nicht ein Symptom für eine Diagnose
6. Diagnostiziere nicht gleichzeitig zwei Krankheiten beim gleichen Kranken
7. Sei nicht totsicher
8. Habe kein Vorurteil
9. Zögere nicht, deine Diagnose in einem chronischen Fall von Zeit zu Zeit zu revidieren.

Sir Robert Hutchinson (1871–1960)

Jeder vernünftigc Arzt wird sich nicht für unfehlbar halten und wird einen Irrtum in der Diagnose stets freimütig bekennen.

Adolf v. Strümpell (1853–1925)

Was braucht ein Arzt?

1. Gute Gesundheit, das heißt eine Konstitution, die den Arzt befähigt, der Müdigkeit und der Anfälligkeit für Krankheiten zu widerstehen.

2. Glück, ein wichtiger Faktor, der zum Erfolg verhilft. Manche Leute verdanken in der Tat ihren ganzen Erfolg glücklichen Umständen. Wem aber die Gunst des Zufalls nicht lächelt, der soll wissen, daß harte Arbeit und Geduld viel davon zu ersetzen vermögen.

3. Verstand. *Hutchinson* fügt aber gleich hinzu: »Nicht zuviel davon«, und setzt vorbeugend hinzu, wenn er im

Kopf zu kurz gekommen wäre, er diesen Mangel durch besonderen Eifer wieder wettzumachen versuchen sollte.

4. Fassung. Nur zu oft sieht der Arzt sich dringenden und schwierigen Situationen gegenüber. Ein gutes Maß von Gleichmut hilft ihm, sich vor der zermürbenden Wirkung all der Sorgen zu bewahren, denen er in der Praxis nicht entrinnen kann.

5. Gerechtigkeitssinn, vor allen Dingen gegenüber Patienten, aber auch ebenso gegenüber sämtlichen Mitarbeitern, den Kollegen sowohl wie den Schwestern und Pflegern, und nicht zuletzt den Sinn dafür, was einem selbst recht und angemessen ist.

6. Schönheitssinn. Die Krankheit ist häßlich, und man braucht Freude und Sinn für Schönes als Ausgleich und Ausweg und als festigenden Einfluß.

7. Das wichtigste und beste Geschenk ist der Humor. Er wird dem Arzt helfen, die Irrungen nicht nur der Patienten, sondern auch ihrer Verwandten zu ertragen. Man wird dann aber auch Belustigung statt Unwillen empfinden über »die Anmaßungen der Kollegen«.

Rudolf Nissen (1896–1981)

Es gibt nur zwei Arten von Ärzten: solche, die mittels ihres Hirns praktizieren und die, die es mit ihrem Mundwerk tun.

Sir William Osler (1849–1919)

Nicht das ist das Ärgerliche an den Ärzten, daß sie nicht genug wissen, sondern daß sie nicht genug sehen.

Sir Dominic J. Corrigan (1802–1880)

Wenn man einmal angefangen hat, Medizin zu studieren, wird man nie damit fertig.

Charles H. Mayo (1865–1939)

Jeder von uns, wie alt er auch sei, ist noch ein Student in der Schule der Erfahrungen. Wenn jemand meint, er habe ausgelernt, wird er zur öffentlichen Gefahr.

John Chalmers da Costa (1863–1933)

Krankheiten ohne Bücher zu studieren, gleicht der Fahrt auf unvermessener See. Bücher zu studieren ohne Kranke zu sehen, bedeutet niemals in See zu stechen.

Sir William Osler (1849–1919)

Es ist erstaunlich, mit wie wenig Gelesenem ein Doktor Medizin praktizieren, doch es ist nicht verwunderlich, wie miserabel er es tun kann.

Sir William Osler (1849–1919)

Die Medizin ist ohne ein gewisses Maß an Scharlatanerie nicht auszuüben.

Paul Lafargue (1842–1911)

Die Ärzte fangen gewöhnlich dann an Latein zu reden, wenn sie mit ihrem Latein zu Ende sind.

Es ist sehr schlimm, daß gerade Begriffe, mit denen der Arzt so häufig operiert, nicht nur unklar sind, sondern nur einen geringen tatsächlichen Hintergrund haben und im übrigen aus bloß autistischen Konstruktionen bestehen.

Eugen Bleuler (1857–1939)

Die Sprache der Ärzte ist notgedrungen mit vielen Fremdworten durchsetzt; es ist die medizinische Gaunersprache.

August Bier (1861–1949)

Die ärztliche Praxis ist eine Kunst, kein Handelsgeschäft, eine Berufung, kein Laden; eine Art Erwählung, die das Herz ebenso wie den Kopf fordert.

Sir William Osler (1849–1919)

Wehe dem Arzte, der Ehr- und Gelderwerb zum Ziel seines Strebens macht. Er wird im ewigen Widerspruch mit sich selbst und seinen Pflichten stehen, er wird seine Hoffnungen ewig getäuscht und sein Streben nie befriedigt finden und zuletzt einen Beruf verwünschen, der ihn nicht lohnt, weil er seinen wahren Lohn nicht kennt.

Christoph Wilhelm Hufeland (1762–1836)

Die Hauptsache in der Medizin besteht darin, das Urteil über die Krankheit (Diagnosis) und über das Heilverfahren (Indicatio) aus dem Kranken heraus, nicht in den Kranken hinein zu tragen.

Christoph Wilhelm Hufeland (1762–1836)

Der Geist der Medizin ist leicht zu fassen;
Ihr durchstudiert die groß' und kleine Welt,
Um es am Ende geh'n zu lassen
Wie's Gott gefällt.

Johann Wolfgang von Goethe (1749–1832)

Die Kunst der Medizin besteht darin, den Kranken solange bei Stimmung zu halten, bis die Natur die Krankheit geheilt hat.

Voltaire (1694–1778)

Von einem Arzt kann man nicht verlangen, daß er Gesunde sympathisch findet.

Michel de Montaigne (1533–1592)

Supervacuus inter sanos medicus.
(Unter Gesunden ist der Arzt überflüssig).

Tacitus (um 55–115)

Medizin ist die einzige Profession, die unaufhörlich an der Zerstörung ihrer Existenzgrundlage arbeitet.

James Bryce (1838–1922)

Wo Ärzte und Apotheker fehlen, da sterben die Leute an Altersschwäche.

Spanische Spruchweisheit

»Der Teufel hole die ärztliche Praxis«, sagte mir ein Schweizer Arzt in Rom. »Stirbt der Patient, so habe ich ihn umgebracht. Bringe ich ihn durch, so hat es die Madonna getan.«

Anselm Feuerbach (1829–1880)

Jeder Arzt durchläuft in seiner beruflichen Ausbildung vier Stufen:

1. unberechtigte Sicherheit
2. berechtigte Unsicherheit
3. unberechtigte Unsicherheit
4. berechtigte Sicherheit.

Autor unbekannt

Die wissenschaftliche Kritik ist dem Arzt absolut unentbehrlich. Einerseits beschützt sie ihn vor dem Hange zur Selbsttäuschung, und andrerseits bewahrt sie ihn vor dem Hin- und Hertaumeln von einer Modetorheit zur anderen.

Bernhard Naunyn (1839–1925)

Ich besitze 2 Fehler, deren ich mir mit Freuden bewußt bin, nämlich den, auch die alten Ärzte für wackere Beobachter zu halten, und den vielleicht noch größeren, an Therapie zu glauben.

Rudolf Virchow (1821–1902)

Die Forderungen, die an den Arzt gestellt werden, werden immer über das hinausgehen, was ein einzelner Mensch zu leisten vermag.

Peter Bamm (1897–1975)

Ärzte, die viele Leichenöffnungen gemacht oder gesehen haben, haben zumindest gelernt zu zweifeln. Die anderen dagegen, die sich nicht mit den oft bedrückenden Befunden der Autopsie auseinandersetzten, schweben in den Wolken eines unkontrollierten Optimismus.

Giovanni Battista Morgagni (1682–1771)

Von Diagnosen und Rezepten

Vor die Therapie setzten die Götter die Diagnose.

Franz Volhard (1872–1950)

Manchmal frag ich mich, ob wir heutzutage noch genügend Wert auf eine sorgfältige Körperuntersuchung legen, bevor der Kranke seine Runde zu den Laboratorien antritt. Laborergebnisse werden so hoch veranschlagt, daß wir den Wert unserer 5 Sinne zur Einschätzung der Gesamtsituation des Kranken nicht voll ausschöpfen.

William J. Mayo (1861–1939)

Man muß viel von der Pharmakologie verstehen, um mit relativ wenigen Arzneimitteln auszukommen.

Wolfgang Heubner (1877–1957)

Der Berliner Internist *Gustav von Bergmann* (1878–1955) pflegte in seinem Kolleg zu sagen, daß ein kenntnisreicher Arzt mit 25 bis 30 Rezepten für die gesamte Innere Medizin auszukommen vermag.

Multitudo remediorum est filia ignorantiae.
(Polypragmasie ist die Tochter der Unwissenheit).

Francis Bacon (1561–1626)

Arzneikunde ist nicht nur Heil-, sondern auch Unheilkunde der einkalkulierbaren und auch unvorhersehbaren Risiken, wie sie als Interferenzen von Krankheit und Medikament oder von Medikamenten untereinander, und als individuelle Allergien vorkommen.

H. E. Bock (geb. 1903)

Der Arzt braucht gleich viel Wissenschaft zum Nichtverschreiben wie zum Verschreiben, und oft besteht die Kunst gerade in Nichtanwendung der Mittel.

Baltasar Gracián (1601–1658)

Ein guter Arzt vermag mit einem nassen Handtuch mehr auszuüben als ein schlechter mit einer ganzen Apotheke.

Theodor Billroth (1829–1894)

Das rechte Wort zur rechten Zeit aus dem Munde eines erfahrenen, human gebildeten Arztes tut oft größere Wunder als Arzneien und Wasserkuren.

Adolf Kussmaul (1822–1902)

Wir plaudern zusammen, mein Arzt und ich; er verschreibt mir seine Rezepte, und ich brauche sie nie; so befinde ich mich wohl.

Molière (1622–1673)

Einem Arzt, der nichts verschreibt, zürnen die Kranken und glauben, sie seien von ihm aufgegeben.

Epiktet (50–138)

Das ist der beste Arzt, der die Wertlosigkeit der meisten Medikamente kennt.

Benjamin Franklin (1706–1790)

Die Hälfte aller modernen Medikamente könnte man aus dem Fenster werfen, bestünde nicht die Gefahr, daß Vögel sie fressen.

Martin Henry Fischer (geb. 1879)

Wenn man den Arzneimittelverbrauch von Ärzten als Maßstab auch für ihre Patienten nähme, könnten die Krankenkassen Milliarden einsparen.

Der Wunsch, Medikamente einzunehmen, ist vielleicht das größte Charakteristikum, das den Menschen vom Tier unterscheidet.

Sir William Osler (1849–1919)

Ärzte schütten Medikamente, von denen sie wenig wissen, zur Heilung von Krankheiten, von denen sie noch weniger wissen, in Menschen, von denen sie gar nichts wissen.

Voltaire (1694–1778)

Und wie es nichts gibt, das nicht – falsch oder übermäßig angewandt – zugleich auch schaden könnte, so gibt es auch nichts, was schadet, das nicht zugleich auch nützen könnte.

Ovid (43 v. u. Z.–17)

Rezepte werden von Ärzten so unleserlich geschrieben, um erst einmal Respekt vor einer Wissenschaft einzuflößen, die eigentlich gar keine ist.

Curt Goetz (1888–1960)

Wir wissen alle, daß die Handschrift eines Arztes meist unmöglich zu entziffern ist. Ein jüngerer Mann erhielt ein Rezept von seinem Arzt, legte es in seine Brieftasche und vergaß es. Zwei Jahre lang zeigte er es im Bus vor als Monatskarte, zweimal diente es ihm als Kinokarte, einmal für ein Fußballspiel. Eines Tages ließ er es auf dem Kaminsims liegen, seine Tochter nahm es an sich und spielte es auf dem Klavier. Das war so gut, daß sie ein Stipendium für eine Musikschule gewann.

Aus »Anaesthesia and Analgesia«

Man sagt allgemein, daß Bildung vor Quacksalberei und Schrullen schütze. Das glaube ich durchaus nicht. So weit ich sehen kann, herrschen, je höher einer sozial avanciert ist, um so mehr in Gesundheitsfragen Moden vor, wobei die Angehörigen der Intelligenz die leichtgläubigsten von allen sind.

Sir Robert Hutchinson (1871–1960)

Wie Astronomie und Chemie aus Astrologie und Alchemie heraus sich entwickelt haben, so ist die Arzneiwissenschaft auf dem Wege über den Kräutermann mit seiner nur äußerlich realistisch gefärbten, aber in Wirklichkeit fast ganz autistischen Tätigkeit aus der Zauberei des Medizinmannes herausgewachsen – leider aber noch nicht ganz, der Arzt steckt noch mit einem Fuße drin und der Laie bis an die Brust.

Eugen Bleuler (1857–1939)

Spezialisierung

Non omnia possumus omnes. (Keiner kann alles.)

Gaius Lucilius (180–102 v. u. Z.)

Für die Wissenschaft ist die Spezialisierung schlechthin ihr Schicksal. Wer hier wirklich Neues leisten will, kann es nur durch Beschränkung auf ein oder später vielleicht auf mehrere Gebiete. Den großen Berg des Unerforschten kann man nur durch Arbeitsteilung abtragen.

Karl Heinrich Bauer (1890–1978)

Die Spezialisierung der Heilkunde hat zwar zu gewaltigen Fortschritten geführt, andererseits aber auch den geistigen Horizont des einzelnen Arztes eingeengt.

Erwin Liek (1878–1935)

Wer die Spezialisierung zu weit treibt, unterliegt der Gefahr, Unbildung zu kultivieren.

Charles H. Mayo (1865–1939)

Zur Einsicht in den geringsten Teil ist die Übersicht des Ganzen nötig.

Johann Wolfgang von Goethe (1749–1832)

Vor zwei Dingen kann man sich nicht genug in acht nehmen: beschränkt man sich in seinem Fach, vor Starrsinn, tritt man heraus, vor Unzulänglichkeit.

Johann Wolfgang von Goethe (1749–1832)

Es ist nicht genug, den Menschen ein Spezialfach zu lehren. Dadurch wird er zwar zu einer Art benutzbarer Maschine, aber nicht zu einer vollwertigen Persönlichkeit. Es kommt darauf an, daß er ein lebendiges Gefühl dafür bekommt, was erstrebenswert ist. Er muß einen lebendigen Sinn dafür bekommen, was moralisch gut ist: Sonst gleicht er mit seiner spezialisierten Fachkenntnis mehr einem wohlabgerichteten Hund als einem harmonisch entwickelten Geschöpf.

Albert Einstein (1879–1955)

Das ist der große Fehler bei der Behandlung der Krankheiten, daß es Ärzte für den Körper und Ärzte für die Seele gibt, wo beides doch nicht getrennt werden kann.

Platon (427–347 v. u. Z.)

Alle Teile des Körperhaushaltes bilden einen Kreis. Jeder Teil ist daher zugleich Anfang und Ende.

Hippokrates (um 460–377 v. u. Z.)

Alles krankhafte Geschehen betrifft im letzten Sinne den ganzen Menschen in seiner körperlich-seelischen Einheit.

Ferdinand Hoff (geb. 1896)

Nur durch das Extreme (Außergewöhnliche) hat die Welt ihren Wert, nur durch das Durchschnittliche ihren Bestand.

Paul Valéry (1871–1945)

Chirurgie

Der Chirurg widmet sich dem göttlichsten aller Geschäfte, ohne Wunder zu heilen und ohne Worte Wunder zu tun.

Johann Wolfgang von Goethe (1749–1832)

Wer den Beruf eines Chirurgen, dem Kranken zum Heil, sich selbst zur Befriedigung ausüben will, muß in erster Linie ein richtiger Arzt sein.

Albert Krecke (1863–1932)

Der Chirurg ist in erster Linie Arzt, erst als solcher darf er Chirurg werden. Das handwerkliche Können muß Diener der ärztlichen Berufsausbildung bleiben; wird es dominierend oder gar zum Selbstzweck, degradiert es den Patienten zum bloßen Objekt chirurgischer Eingriffe.

Karl Zimmermann (geb. 1922)

Leben und Gesundheit auf's Spiel setzen, um seinen Nebenmenschen aus Todesgefahr zu retten, ist gewiß ein edler Beruf! Wie viele anerkennen es, daß auch der uns'rige dazugehört?

Friedrich von Esmarch (1823–1908)

Ein Glück in der Chirurgie – privilegierte Chirurgen, die immer gute Karten haben – gibt es nicht. Wissen und Können sind die einzigen Faktoren, welche die Resultate entscheiden.

Theodor Billroth (1829–1894)

Und wie in der Chirurgie Spezialist und Allgemeinchirurg polar verschiedene, aber gerade dadurch sich wechselnd bedingende Kräfte sind, so muß schließlich jeder Chirurg, wer er sei, mit FAUST sagen können: »Zwei Seelen wohnen, ach, in meiner Brust!« Auf der einen Seite der rationale Geist nüchtern-naturwissenschaftlicher Beobachtung, Untersuchung und Behandlung der Krankheit, auf der anderen Seite der ewig-ärztliche Drang, dem Kranken in seiner ganzen somatischen und somato-psychischen Not zu helfen. Dazu bedarf es der Güte, Liebe und Menschlichkeit.

Karl Heinrich Bauer (1890–1978)

Die Chirurgie der Gegenwart ist durchaus doch nicht Kunst oder Handwerk allein. Weder das Talent des Kunstfertigen noch die gewissenhafte und peinliche Befolgung der Weisungen eines großen Meisters machen sie leistungsfähig. Sie wurde zu dem, was sie ist, und erreichte die Stellung, die sie im Augenblick unter den

Schwesterdisziplinen einnimmt, bloß durch die wissenschaftliche Methode und Arbeitsweise des Naturforschers.

Ernst von Bergmann (1836–1907)

Hinter all den großartigen Leistungen der Chirurgie steht eine einfache Wahrheit. Die Chirurgie hat das Eine erfaßt, daß die normalen Heilvorgänge nicht gehindert werden dürfen und hat es fertiggebracht, die Mikroben von den Wunden fernzuhalten.

Alexis Carrel (1873–1944)

Chirurgie ist nichts für laue Temperamente, die ihre Ruhe haben wollen.

René Leriche (1879–1955)

In Kenntnis der Grenzen chirurgischen Handelns und Unterlassens sollten wir uns bewußt sein, daß Komplikationen und Mißerfolge zu unserem Berufsrisiko gehören.

Georg Heberer (geb. 1920)

Die künftigen Chirurgenschulen sollten das Evangelium der Forschung predigen und die jungen Intelligenzen davon überzeugen, daß Wißbegierde die Grundlage des wissenschaftlichen Geistes ist, daß man sich niemals dem Aufstellen einer neuen Gleichung entziehen darf. Nichts ist uns vollkommen bekannt. Einzig die Tatsachen zählen. Aber man muß sie auch betrachten wollen und können. Klassizismus und Dogmatismus finden wir leider nicht nur in der Medizin als sanfte Ruhekissen.

René Leriche (1879–1955)

Chirurgus auf Griechisch ist auf Deutsch so viel als Handwerker. Darum, daß sein Amt ist, mit der Hand zu wirken an des Menschen Leib.

Aus Walther Ryff: Feld- und Stattbuch bewährter Wundarzney. Frankfurt 1565

Der gute Chirurg wird geboren, nicht gemacht. Seine Fähigkeiten können nicht in Diplomen ausgedrückt oder nach akademischen Graden abgeschätzt werden. Als Operateur muß er ein flinker, gewandter Handwerker sein und zugleich ein Meister des Einfühlungsvermögens.

Sir Frederick Treves (1853–1923)

Leicht ist der Beruf eines Chirurgen gewiß nicht, vieles kann durch Übung erlernt werden; strenge Selbstzucht und Selbstkritik sind immer nötig, aber letzten Endes muß der Chirurg für seinen Beruf geboren sein, und nur, wer zurückblickend auf eine lange Tätigkeit sich sagen kann: Hättest Du das Leben noch vor dir, du wärest wieder Chirurg geworden, ist in Wahrheit Chirurg.

Heinz Flörcken (1881–1958)

In der heroischen Zeit der chirurgischen Konquistadoren waren Kühnheit, furchtloses Temperament sowie äußerste Präzision und Schnelligkeit der Bewegungen die einzige Bürgschaft des Erfolges: Der Chirurg war eine Art Naturkraft, die eine verlorene Situation noch retten und einen Menschen dem Tod entreißen konnte.

René Leriche (1879–1955)

Aushängeschild eines Barbierchirurgen

B*althasar Alexander Fabian Schwarzkittel*, Barbierer, Paruckenmacher, Chirurgus, Hochzeitbitter, Altarmann zu der Kirche zum heiligen Kreuz, Schulmeister, Hufschmidt und Geburtshelfer.

aus Walther Ryff: Feld- und Stattbuch bewährter Wundarzney. Frankfurt 1565

Die Allgemeine Chirurgie ist die Mutter der Speziellen Chirurgie. Ein Chirurg ohne Kenntnisse auf dem Gebiet der Allgemeinchirurgie arbeitet wie ein Maulwurf im Dunklen, und das Ergebnis sind Hügel.

Hans Hellner (1900–1976)

Der chirurgische Geist ist eine Sache, der therapeutische eine andere. Der erstere ist das Instrument des zweiten.

René Leriche (1879–1955)

Den Chirurgen, sei er noch so schöpferisch, darf seine Phantasie nie auf Irrwege führen. Er muß sich ebenso wie der Phantasielose, Unbegabte in all seinem Tun und Reden durch absolute Redlichkeit und Wahrhaftigkeit auszeichnen.

Albert Krecke (1863–1932)

Es gibt auch Chirurgen, denen es gelingt, mit drei gefährlichen Operationen den Zustand von vor der ersten wieder herzustellen.

Ununterbrochen steigt die seelische Kurve des Chirurgen auf und ab. In bald kurzen, bald längeren Zwischenräumen erhebt sie sich aus den Tiefen der schwersten Bedrückung zum höchsten Lustgefühl, um unvermittelt wieder in die Niederung der Sorgen und der Selbstanklagen hinabzusinken.

Albert Krecke (1863–1932)

Werner *Körte* (1853–1937) pflegte seinen Assistenten, die sich zur Übernahme einer leitenden Stellung von ihm verabschiedeten, zu sagen: »Wie man operiert, haben Sie bei mir gelernt, lernen Sie jetzt vor allem, was Sie nicht operieren sollen.«

Heinz Flörcken (1881–1958)

Erfahrung ist die Summe der Erfahrungen, die man lieber nicht gemacht hätte. Und doch ist es eine gute Sache, wenn man diese Schule hinter sich hat.

Albert Einstein (1879–1955)

Der Chirurg ist in seinem Handeln nur eingeengt durch den nie zu verlassenden Grundsatz, daß der Eingriff niemals dem Patienten mehr Gefahren bringen darf als das Leiden, wegen dessen er unternommen wird.

Ernst Graser (1860–1929)

Ein chirurgischer Eingriff soll so angelegt sein, daß der Kranke mit kleinstmöglichem Risiko und Verlust an Zeit den größten Vorteil aus ihm zieht.

Wo nichts ist, ist wenig schon sehr viel.

Sterling Bunnell (1882–1957)

Favete linguis! (Hütet die Zungen).

Horaz (65–08 v. u. Z.)

Festina lente. (Eile mit Weile.)

Horaz (65–08 v. u. Z.)

Die Großzügigkeit ist oft die Mutter der Schlamperei.

Heinz Flörcken (1881–1958)

Stumm operieren!
Ein geschwätziger Chirurg ist genauso gefährlich wie ein geschwätziger Taxifahrer.

Harvey Cushing (1869–1939)

Eine Operation vorzunehmen, heißt einen Kranken, den wir nicht heilen können, zu verstümmeln. Dies sollte deshalb als ein Zeugnis der Unvollkommenheit unserer Kunst betrachtet werden.

John Hunter (1728–1793)

Jede chirurgische Klinik, in der der Chef nicht jeden Kranken persönlich kennt, ist zu groß und müßte aufgeteilt werden. Ich betrachte als größte tragbare Bettenzahl 200, sie sollte besser darunter als darüber sein.

Heinz Flörcken (1881–1958)

Wenn die Last zu schwer erscheint, wenn man befürchtet, einer Lage nicht ganz gewachsen zu sein, hat man die Pflicht, bescheiden zurückzutreten und anderen die Sorge der

Operation zu überlassen. Das »Erkenne-dich-selbst« ist einer der Grundpfeiler chirurgischer Ehrlichkeit.

René Leriche (1879–1955)

Der Chirurg neigt zur Intoleranz, der Internist zur Selbstzufriedenheit.

William J. Mayo (1861–1939)

Chirurg und Pathologie

Gegen Mißerfolg sind wir immer empfindlich, selbst wenn er nur relativ ist. Jeder Chirurg trägt einen kleinen Friedhof in sich, den er von Zeit zu Zeit zu einem Selbstgespräch aufsucht. Ein Friedhof voller Bitterkeit und Ysop*, den er nach dem Grund gewisser Mißerfolge befragt.

René Leriche (1879–1955)

Nicht Überheblichkeit, sondern vornehme Zurückhaltung bei der Beurteilung der chirurgischen Handlung ist das Zeichen des guten Pathologen, der immer daran denken muß, daß ihm die richtige Beurteilung der Zusammenhänge ja unendlich leichter gemacht ist als dem behandelnden Chirurgen, der meistens nur den kleinen Teil des Körpers sieht, der operiert wird.

Heinz Flörcken (1881–1958)

* Ysop = Zier- und Gewürzpflanze. Hier Anspielung auf Psalm 51: »Entsündige mich mit Ysop, daß ich rein werde; wasche mich, daß ich schneeweiß werde.«

Kriegschirurgie

Der Kriegschirurg muß mit den Tatsachen rechnen, nach Möglichkeit die Schrecken mildern und die Folgen zu verhüten suchen. Aber, höre ich einwenden, habt ihr Chirurgen denn nicht durch den Krieg sehr vieles gelernt? Hat die Chirurgie nicht durch die Kriege immer wieder neue unerhörte Auftriebe bekommen? ... Aber der Preis, der für solche Fortschritte bezahlt wurde, ist ein so überaus hoher, daß ein Fehlen der Gelegenheit das bei weitem kleinere Übel gewesen wäre. Eine hochentwickelte Industrie und die zunehmende Motorisierung des Verkehrs erfordern leider im Frieden Opfer genug, deren Versorgung manche neue Anregung bringt, so daß der wissenschaftlich eingestellte Chirurg auch ohne den Krieg kaum auf seinen Lorbeeren auszuruhen braucht.

Heinz Flörcken (1881–1958)

Es gibt Chirurgen, die sehen, was sie glauben, und es gibt solche, die glauben nur, was sie sehen.

Owen H. Wangensteen (1898–1979)

Neurochirurgie und Psychiatrie

Eine sehr vermögende und sehr verwöhnte, schwer neurotische Patientin klagte über ständige Kopfschmerzen und die Vorstellung, daß sie ein Sofa im Kopf habe. Nach vielen vergeblichen Heilversuchen wurde eine Scheinoperation ausgeführt, und als die Patientin mit dick verbundenem Kopf aus der Narkose erwachte, sah sie auf ihrem Nachttisch ein kleines Sofa stehen. Sie blickte es an und sagte nur: *»Mein Sofa war grün«.*

Nach Arthur Jores (1901–1982)

Narren sind alle, die es scheinen, und die Hälfte derer, die es nicht scheinen.

Baltasar Gracián (1601–1658)

Inschrift am Eingang einer Irrenanstalt:
Nicht alle, die sich hier befinden, sind es, noch befinden sich alle hier, die es sind.
(No son todos los que están, ni están todos los qui son).

Gustavo Adolfo Bécquer (1836–1870)

Ein Psychiater ist ein Mann, der sich keine Sorgen zu machen braucht, solange andere Menschen sich welche machen.

Karl Kraus (1874–1936)

Der Psychoanalytiker ist ein Beichtvater, den es gelüstet, auch die Sünden der Väter abzuhören.

Karl Kraus (1874–1936)

Die Irrsinnigen werden von den Psychiatern allemal daran erkannt, daß sie nach der Internierung ein aufgeregtes Benehmen zur Schau tragen.

Karl Kraus (1874–1936)

Prognosen

Schmerzausschaltung

Den Operationsschmerz zu vermeiden, ist ein Hirngespinst, an das niemand glaubt.

Louis Marie Velpeau (1795–1867), *1829*

Der Chirurg Dr. *Warren* (16. 10. 1846) nach erster erfolgreicher Durchführung einer Operation in Äthernarkose (durch den Zahnarzt Dr. *Morton* verabreicht): »Gentlemen, this is no humbug!«

Im April 1892 trug *Carl Ludwig Schleich* (1859–1922) auf dem Chirurgenkongreß in Berlin über Theorie und praktische Ergebnisse der von ihm erfundenen örtlichen Betäubung (Lokalanästhesie) vor. Er schloß [die damals übliche Allgemeinnarkose mit Chloroform forderte 2 Todesfälle auf 1000 Narkosen]: »So daß ich mit diesem unschädlichen Mittel in der Hand aus ideellen, moralischen und strafrechtlichen Gesichtspunkten es für nicht mehr erlaubt halte, die gefährliche Narkose da anzuwenden, wo dieses Mittel zureichend ist.« Das löste einen Sturm der Entrüstung aus und veranlaßte den Präsidenten, Prof. *Bardeleben*, zu der ungewöhnlichen Aufforderung, »Ist jemand von der Wahrheit dessen, was uns hier eben entgegengeschleudert worden ist, überzeugt? Dann bitte ich die Hand zu erheben.« Niemand meldete sich. Erst 10 Jahre später fand *Schleich's* Erfindung vor dem gleichen Gremium durch *Johann v. Mikulicz* Bestätigung und Anerkennung.

Die größte medizinische Untertreibung unseres Jahrhunderts

Vielleicht ist Penizillin ein wirksames Antiseptikum zur Injektion in von penizillin-empfindlichen Mikroben befallene Gebiete.

Alexander Fleming (1881–1955), *1929*

1940 schrieb *Howard Florey* (1898–1968) an die Rockefellerstiftung wegen finanzieller Unterstützung seiner Penizillinarbeiten: »I don't think I am too optimistic in thinking that this is a very promising line.« (Ich glaube nicht zu optimistisch zu sein, wenn ich annehme, daß dies eine vielversprechende Angelegenheit ist.)

Seiner Zeit voraus

There ist at bottom only one genuinely scientific treatment for all diseases, and that is to stimulate the phagocytes. Drugs are a delusion.
(Im Grunde gibt es nur eine echte wissenschaftliche Behandlung aller Krankheiten, das ist, die Phagozyten zu stimulieren. Medikamente sind ein Wahn.)

George Bernard Shaw (1856–1950), *1950*

Die Medizin der Zukunft wird eine Medizin der Immunisierung sein.

Sir Almroth Wright (1861–1947)

Chirurgie

Die Chirurgie unserer Tage hat die größten Fortschritte gemacht, so daß sie den höchsten oder nahezu höchsten Stand der Vollkommenheit, dessen sie überhaupt fähig ist, erreicht zu haben scheint.

Alexis Boyer (1757–1833)

Noch 1874 erklärte der Lehrer *Joseph Listers – Sir John Erichsen* (1818–1896) –, daß Abdomen, Thorax und Schädelhöhle wegen der hohen Infektionsgefahr wohl für immer dem Zugang des Chirurgen verschlossen bleiben würden.

Herzchirurgie

Die Chirurgie des Herzens hat wahrscheinlich die von der Natur allen chirurgischen Bemühungen gesetzten Grenzen erreicht: keine neue Methode und keine neue Entdeckung kann die naturgegebenen Schwierigkeiten überwinden, die einer Wunde des Herzens innewohnen.

Stephen Paget (1855–1926), *1896*

(Am 9. Sept. 1896 gelang *Ludwig Rehn*, Frankfurt/Main, die erste Herznaht am Menschen.)

Der Weg zum Herzen ist direkt nur 2 bis 3 Zentimeter lang, ihn zu gehen, hat die Chirurgie aber fast 2400 Jahre benötigt.

H. M. Sherman, 1902

1929 erprobte *Werner Forssmann* (1904–1979) die Möglichkeit des Herzkatheterismus im Selbstversuch. Als er dem Berliner Ordinarius für Chirurgie *F. Sauerbruch* den Vorschlag unterbreitete, mit diesem Thema die akademische Lehrbefugnis zu erwerben, antwortete der Geheimrat: »Mit solchen Kunststückchen habilitiert man sich in einem Zirkus und nicht an einer anständigen Klinik.« *Sauerbruch* behielt unrecht, *Forssmann* wurde zum Begründer der modernen Herz-Kreislaufdiagnostik. 1956 erhielt er mit den Amerikanern *André Cournand* und *Dickinson Richards*, die das Verfahren praxisreif gemacht hatten, den Nobelpreis für Medizin, 1978 ernannte die Humboldt-Universität Berlin *Forssmann* zum Ehrendoktor.

Infektionsursachen

Viele Schriftsteller haben über die tierische Natur der Ansteckungsstoffe geschrieben. Mehrere haben behauptet, daß dieselben nicht allein aus der tierischen Substanz sich entwickeln, sondern daß sie selbst organisch und belebt sein muß ... Ich will keine Zeit verlieren, diese abgeschmackten Hypothesen zu widerlegen.

Jean Antoine Ozanam (1773–1837), *1820*

R*udolf Virchow* (1821–1902) schloß noch 1860 alle äußeren Einwirkungen bezüglich der Infektion von Wunden aus. Er glaubte, ein Erysipel (Gesichts- oder Wundrose) werde ausschließlich durch Erkältung, nicht aber durch eine Infektion von außen hervorgerufen.

Nach G. Gortvay und I. Zoltan

Mein Herz zieht mich zu den Bakterien, aber mein Verstand sagt mir, warte noch.

Karl Thiersch (1822–1895), *1875*

Professor M. zu dem jungen *Pasteur*: »Ich muß leider konstatieren, mein lieber *Pasteur*, daß nach den streng logischen Forschungen, welche ich diesem Gegenstand, wenn auch resultatlos, gewidmet habe, Sie nur auf dem Wege einer durch nichts begründeten vorgefaßten Meinung zu diesem allerdings richtigen und überraschenden Resultate gelangt sein können! Ich bedaure Sie, Herr *Pasteur*, trotz Ihrer sonst glänzenden Vorzüge ... Sie mögen ein Philosoph sein, ein Dichter, – ein Mann der Wissenschaft sind Sie nicht!«

Gefunden bei Peter Altenberg (1859–1919)

(1878 klärte *Robert Koch* endgültig die bakterielle Natur der Infektionskrankheiten auf.)

Antiseptik in Aktion

Nachdem *Ernst v. Bergmann* (1836–1907) 1882 als Nachfolger von *Bernhard v. Langenbeck* von Dorpat (über Würzburg) an die Berliner Chirurgische Universitätsklinik in der Ziegelstraße berufen worden war, wurde er von einem Besucher aus der Heimat gefragt, was es denn hier Neues in der Chirurgie gäbe. Darauf *v. Bergmann*: »Heutzutage waschen wir uns die Hände vor der Operation.«

Krebsverhütung im Großen, das ist der Wechsel auf die Zukunft. Zur Durchführung einer wahrhaft universellen Gesundheitspolitik auf dem Krebssektor brauchen wir eine zweite sanitäre Revolution. Die erste sanitäre Revolution gegen Seuchen und Infektionskrankheiten war eine antibazilläre; die zweite sanitäre Revolution muß eine antikarzinogene sein. Denn, soll das Krebsproblem im Rahmen des Möglichen und technisch Zumutbaren einer Lösung nähergebracht werden, so muß ein Sanierungsfeld gegen die karzinogene Verseuchung unserer Umwelt die größte gesundheitspolitische Aufgabe von morgen sein: Der Krebs hat keine neuen Waffen als diejenigen, die wir ihm selbst in die Hand geben.

Karl-Heinrich Bauer (1890–1978), *1965*

Statistik

Die unbedingte Wahrhaftigkeit gegen sich selbst und gegen andere ist die Grundlage, auf welcher die Statistik basiert.

Theodor Billroth (1829–1894)

Statistiken sind verlogene Wahrheiten.

Lionel Strachey (1864–1927)

Er benutzt Statistiken wie ein Betrunkener Laternenpfähle – zur Unterstützung, nicht zur Beleuchtung.

Andrew Lang (1844–1912)

Statistiker produzieren keine Daten. Sie tragen sie lediglich sorgsam zusammen.

Gerd. W. Heyse (geb. 1930)

Wo der Glaube versagt, hilft die Statistik.

Werner Ehrenforth (geb. 1939)

Ich glaube nur an Statistiken, die ich selbst gefälscht habe.

Winston Churchill (1874–1965)

Statistiker sind die letzten Romantiker.

Das, was wir heute Schicksal nennen, ist in einigen Jahrzehnten eine Frage der Statistik.

Robert Musil (1880–1942)

Der Kranke und seine Probleme

Für jeden, der ein solides Alter erreicht, kommt der Moment, wo er merkt, was Gesundheit bedeutet.

Dmitri Schostakowitsch (1906–1975)

Zuerst einmal: es ist ganz gesund, mal ein wenig krank zu sein.

Roda Roda (1872–1945)

An Rheumatismus und an wahre Liebe glaubt man erst, wenn man davon befallen wird.

Marie von Ebner-Eschenbach (1830–1916)

Mein Arzt will, daß ich, um gesund zu werden, meine Lieblingsgewohnheiten aufgebe. Diese Zumutung! Wollt' ich vernünftig leben – dann braucht' ich ja keinen Arzt!

Otto Weiss (1849–1915)

Man steht mit sich selbst auf gespanntem Fuß, wenn man krank ist, der Geist bemitleidet den Körper keineswegs, er haßt und verachtet ihn.

Christian Friedrich Hebbel (1813–1863)

Der Kranke fühlt sich nie kollektiv-zugehörig, sondern als Individuum. Er will nicht verwaltet, sondern behandelt werden.

Karl Heinrich Bauer (1890–1978)

Es gibt tausend Krankheiten, aber nur eine Gesundheit.

Ludwig Börne (1786–1837)

Weit öfter als Krankheit wird Gesundheit simuliert.

Otto Weiss (1849–1915)

Nicht tödlich, aber unheilbar, das sind die schlimmsten Krankheiten.

Marie von Ebner-Eschenbach (1830–1916)

Der Kranke will nicht die Wahrheit, sondern nur die gute Wahrheit wissen.

Ich habe nie einen Augenblick gescheut, dem Kranken die Unwahrheit zu sagen.

August Bier (1861–1949)

Den Tod verkünden, heißt den Tod geben.

Christoph Wilhelm Hufeland (1762–1836)

Dem Kranken muß man immer Hoffnung geben, besonders wenn sich der Tod schon ankündigt.

Ambroise Paré (um 1510–1590)

Leben ist ohne Hoffnung schwer denkbar.

Ferdinand Hoff (geb. 1896)

Dum spiro, spero. (Man hofft, solange man atmet.)

Hoffnung und Furcht sind unzertrennlich, und es gibt keine Furcht ohne Hoffnung und keine Hoffnung ohne Furcht.

La Rochefoucauld (1613–1680)

Wenn ich wüßte, daß morgen die Welt untergeht, so würde ich heute noch mein Apfelbäumchen pflanzen.

Martin Luther (1483–1546)

Die Menschen begehen den Irrtum, daß sie ihren Hoffnungen keine Grenzen zu ziehen wissen. Auf ihnen bauen sie ihr Vorhaben auf, statt das Maß ihrer Kräfte zu finden, und so gehen sie zugrunde.

Niccolò Machiavelli (1469–1527)

Wenn ich eines Arztes bedürftig bin, so ist weder der frömmste und sittsamste, noch der eleganteste, sondern der geschickteste der, der mir helfen kann.

Christoph Martin Wieland (1733–1813)

Wie gut ginge es mir ohne all die Leute, die mir weismachen wollen, es gehe mir schlecht.

André Gide (1869–1951)

Den nenne ich einen guten Patienten, der – hat er einen guten Arzt gefunden – ihm bis zum Lebensende die Treue hält.

Oliver Wendell Holmes (1809–1894)

Mensch sein heißt der Gewalt des furchtbaren Herrn, dessen Name Weh ist, unterworfen sein.

Albert Schweitzer (1875–1965)

Der Schmerz ist der bellende Wachhund der Gesundheit.

Altgriechische Arztweisheit

Freude und Schmerz lassen sich nicht beschreiben und ihre Natur nicht definieren, man kann sie nur aus Erfahrung kennenlernen.

John Locke (1632–1704)

Der Schmerz ist immer ein unheilvolles Geschenk, das den Menschen in seinem Wert vermindert, das ihn kränker macht, als er ohne ihn wäre.

René Leriche (1879–1955)

Lieber leiden als sterben.

Charles Darwin (1809–1882)

Chefs, Schüler und Schulen

Es hat noch niemand etwas Ordentliches geleistet, der nicht etwas Außerordentliches leisten wollte.

Marie von Ebner-Eschenbach (1830–1916)

Es ist vor allem wichtig, den Geist bei anderen zu wekken. Man muß sich darüber freuen, fermentative Wirkung zu haben.

René Leriche (1879–1955)

Die feinste Entwicklung der sinnlichen Wahrnehmungen, die Schärfung der Beobachtung, die harmonische Anordnung der sinnlichen Vorstellungen zu lebhaften, lebendigen Bildern, die Übung in der sogenannten induktiven Methode des Schließens, das sind die Eigenschaften, welche der Lehrer der Naturwissenschaften und Medizin bei seinen Schülern auszubilden hat.

Theodor Billroth (1829–1894)

Die einzige mögliche Regierungsform in einer Klinik ist die des aufgeklärten Absolutismus.

Walter Stoeckel (1871–1961)

Niemand wird müde, sich fördern zu lassen. Andere fördern ist aber eine unserer natürlichen Bestimmung entsprechende Tätigkeit. So werde denn nicht müde, dich dadurch fördern zu lassen, daß du anderen weiterhilfst!

Marc Aurel (121–180)

Ohne etwas dafür je zu erwarten, muß man also viel von sich selbst geben, auch wenn man durch solche früheren Schüler schamlos ausgeplündert wird, die sich vorwärtsbringen wollen, daß sie die Krumen auflesen, die von des Meisters Tisch fallen. So etwas kommt hin und wieder vor.

René Leriche (1879–1955)

Selbstlosigkeit, Aufrichtigkeit, liberale Einstellung sind die fundamentalen Eigenschaften des Chefs. Sie tragen aber nur dann wirklich Früchte, wenn ihm die Natur auch noch die Gabe des richtigen Denkens zugeteilt hat.

René Leriche (1879–1955)

Mehr als es heute geschieht, müßte dann aber der Wert eines Wissenschaftlers nicht nur an seinen eigenen, sondern auch an den Leistungen seiner Schüler gemessen werden; also dem Vermögen, deren jungen Anlagen rechtzeitig durch echte Erfolgserlebnisse Dauer zu verleihen, die für unsere Zukunft von größter Bedeutung ist.

Max Steenbeck (1904–1981)

Der gesunde Gelehrte ist der Mann, bei dem Nachdenken keine Krankheit ist.

Georg Christoph Lichtenberg (1742–1799)

Nur selbstlose Lehrer können Begründer von Schulen werden, niemals engherzige, ihre Gedanken behütende und vor Enteignung bangende Geister.

Erwin Payr (1871–1946)

Autorität. Ohne sie kann der Mensch nicht existieren, und doch bringt sie eben so viel Irrtum als Wahrheit mit sich; sie verewigt im Einzelnen, was einzeln vorübergehen sollte, lehnt ab und läßt vorübergehen, was festgehalten werden sollte, und ist hauptsächlich Ursache, daß die Menschheit nicht vom Flecke kommt.

Johann Wolfgang von Goethe (1749–1832)

Ein großer Gelehrter ist nicht unbedingt ein großer Mensch, aber ein großer Lehrer muß auf jeden Fall auch ein großer Mensch sein.

Pjotr L. Kapiza (1894–1984)

Ist nicht jeder Mensch, der an leitender Stelle steht, gezwungen, mit den Menschen zu rechnen, wie sie sind?

Max Liebermann (1847–1935)

Wer seinen Lehrer nicht wert hielte, wer seinen Stoff nicht liebte, der wäre trotz allen Wissens sehr verblendet.

Lao-Tse (geb. um 300 v. u. Z.)

Es gibt immer Männer, die es nicht vertragen, wenn vor ihnen ein neuer Gedanke entwickelt wird. Ganz instinktiv, rein reflektorisch töten sie mit einem Wort die Puppe, aus der nun kein Falter schlüpfen wird.

René Leriche (1879–1955)

Nicht die sind die guten Chefs, bei denen es die Assistenten bequem haben, sondern die, bei denen sie es unbequem haben.

Albert Krecke (1863–1932)

Die Gabe, sich widersprechen zu lassen, ist wohl überhaupt eine Gabe, die unter den Gelehrten nur die Toten haben.

Gotthold Ephraim Lessing (1729–1781)

Nichts lernen wir so spät und verlernen wir so früh, als zugeben, daß wir unrecht haben.

Marie von Ebner-Eschenbach (1830–1916)

Wenige sind imstande, von den Vorurteilen der Umgebung abweichende Meinungen gelassen auszusprechen; die meisten sind sogar unfähig, überhaupt zu solchen Meinungen zu gelangen.

Albert Einstein (1879–1955)

Gegner glauben uns zu widerlegen, wenn sie ihre Meinung wiederholen und auf unsere nicht achten.

Johann Wolfgang von Goethe (1749–1832)

Man sieht nur das, was man weiß.

Johann Wolfgang von Goethe (1749–1832)

Man hat mich auch schon »geistreich« genannt, und dann habe ich mich immer gefragt: »Hast du da nicht eine ganz große Dummheit gemacht?«

August Bier (1861–1949)

Bei einer wissenschaftlichen Diskussion hat der Unterlegene größeren Gewinn, sofern er etwas hinzulernt.

Epikur (341–271 v. u. Z.)

Der Neid der Gelehrten fördert die Wissenschaft.

Nach dem »Talmud«

Ein Professor ist ein Herr, der anderer Ansicht ist.

August Bier (1861–1949)

Wenn bedeutende Männer in die Jahre kommen, pflegen sie Erinnerungen zu veröffentlichen. Früher überließ man dergleichen seinem Biographen. Aber gerade die, die nicht ganz sicher sind, daß sie einen haben werden, tun es heutzutage lieber selbst.

Peter Bamm (1897–1975)

Auch alte Professoren mit kärglich umrundeter Glatze, Spitzbauch und unsportlichen Beinen sind noch eitel – natürlich mit vollem Recht – auf ihre »gelehrte« bzw. »geistige« Schönheit.

Victor Goerttler (1897–1982)

Der letzte Beweis von Größe liegt darin, Kritik ohne Groll zu ertragen.

Victor Hugo (1802–1885)

Blinder Glaube ist schlimm, noch schlimmer, wenn er als Studienkapuze obligatorisch wird.

Heinz Knobloch (geb. 1926)

Über die Wissenschaft

Eine jede Lehre, wenn sie ein System, d. i. ein nach Prinzipien geordnetes Ganzes der Erkenntnis sein soll, heißt Wissenschaft.

Immanuel Kant (1724–1804)

Die Wissenschaft hilft uns vor allem, daß sie das Staunen, wozu wir von Natur berufen sind, einigermaßen erleichtere; sodann aber, daß sie dem immer gesteigerten Leben neue Fertigkeiten erwecke zur Abwendung des Schädlichen und Einleitung des Nutzbaren.

Johann Wolfgang von Goethe (1749–1832)

Man muß vielleicht dem brechenden Auge des Sterbenden und dem Jammer der verzweifelten Familien gegenübergestanden haben, man muß sich die schwere Frage vorgelegt haben, ob man selbst alles getan habe, was man zur Abwehr des Verhängnisses hätte tun können, und ob die Wissenschaft auch wohl alle Kenntnisse und Heilmittel vorbereitet habe, die sie hätte vorbereiten sollen, um zu wissen, daß erkenntnistheoretische Fragen über die Methodik der Wissenschaft auch eine bedrängende Schwere und eine furchtbare praktische Tragweite erlangen können.

Hermann von Helmholtz (1821–1894)

Im vollen, modernen Sinn des Wortes ist die Wissenschaft die Zwillingsschwester der Humanität.

Pierre Teilhard de Chardin (1881–1955)

Die Wissenschaft ist ewig in ihrem Quell, unermeßlich in ihrem Umfang, endlos in ihrer Aufgabe, unerreichbar in ihrem Ziel.

Karl Ernst von Baer (1792–1876)

Wenn die Neugier sich auf ernsthafte Dinge richtet, dann nennt man sie Wissensdrang.

Marie von Ebner-Eschenbach (1830–1916)

Wer nichts weiß, muß alles glauben.

Marie von Ebner-Eschenbach (1830–1916)

Klarheit ist Wahrhaftigkeit in der Kunst und in der Wissenschaft.

Marie von Ebner-Eschenbach (1830–1916)

Die Wissenschaft kann nur dann ihren wahren Sinn und ihre wahre Bedeutung erlangen und sich nur dann erfolgreich entwickeln, wenn sie alle Fesseln der Theologie abwirft und sich aus deren Magd in eine Dienerin der objektiven Wahrheit verwandelt.

J. R. Grigulevič (geb. 1913)

Zuerst die Beobachtungen und der Versuch, dann das Denken ohne Autorität, die Prüfung ohne Vorurteil.

Rudolf Virchow (1821–1902)

Rücksichtslose Kritik ist allein der freien Wissenschaft würdig, und jeder wissenschaftliche Mann muß sie willkommen heißen, auch wenn sie auf ihn selbst angewendet wird.

Friedrich Engels (1820–1895)

Wir glauben, daß die Wissenschaft der Menschheit am besten dient, wenn sie sich von aller Beeinflussung durch irgendwelche Dogmen freihält und sich das Recht vorbehält, alle Thesen einschließlich ihrer eigenen anzuzweifeln.

Albert Einstein (1879–1955)

Die Leitidee der Wissenschaft ist Wahrheit.

Hans Mohr (geb. 1930)

Science is present verification without ultimate certainty. (Wissenschaft ist gegenwärtige Bestätigung ohne letzte Gewißheit).

Peter Ritchie-Calder (geb. 1906)

Kein Wissenschaftler erntet Bewunderung dafür, daß er bei dem Versuch scheitert, außerhalb seiner Kompetenz liegende Probleme zu lösen ... Gute Wissenschaftler beschäftigen sich mit den wichtigsten Problemen, von denen sie glauben, daß sie sie lösen können.

Sir Peter Medawar (geb. 1915)

Es gibt nur ein einziges Gut für den Menschen: die Wissenschaft, und nur ein einziges Übel: die Unwissenheit.

Sokrates (469–399 v. u. Z.)

Es gibt keine Landstraße für die Wissenschaft, und nur diejenigen haben Aussicht, ihre hellen Gipfel zu erreichen, die die Ermüdung beim Erklettern ihrer steilen Pfade nicht scheuen.

Karl Marx (1818–1883)

Sapere aude: Habe Mut, dich deines eigenen Verstandes zu bedienen! ist der Wahlspruch der Aufklärung

Immanuel Kant (1724–1804)

Das Geheimnis der Wissenschaft besteht darin, die richtige Frage zu stellen, und es ist die Auswahl des Problems, die mehr als alles andere das Genie in der wissenschaftlichen Welt auszeichnet.

Sir Henry T. Tizard (1885–1959)

Grundlage des (wissenschaftlichen) Fortschritts im 20. Jahrhundert ist Systematik und Organisation – mit anderen Worten »Teamwork«.

Charles H. Mayo (1865–1939)

Der Einzelne ist es, der etwas Neues entdeckt. Aber was es auch sei, je komplizierter die Welt wird, umso weniger sind wir imstande, ohne die Mitarbeit von anderen zum Erfolg zu gelangen.

Sir Alexander Fleming (1881–1955)

Die Wissenschaft einer Zeit ist eben doch kein zuverlässiger Richter darüber, was in ihr Erkenntnis und was Irrtum ist. Und wie vieles von hohem Wert läßt sie unbeachtet am Wege liegen.

Hans Pichler (1882–1958)

Auch wenn alle Fachleute einer Meinung sind, können sie doch irren.

Bertrand Russell (1872–1970)

Wie die Geschlechter kommen und gehen, so ändern sich zeitgebunden auch unsere Anschauungen, und auch in der Wissenschaft schließt sich die Gegenwart an die Vergangenheit an und leitet in die Zukunft über.

Nikolai Guleke (1878–1958)

Die Wissenschaft wird dadurch sehr zurückgehalten, daß man sich abgibt mit dem, was nicht wissenswert, und mit dem, was nicht wißbar ist.

Johann Wolfgang von Goethe (1749–1832)

Schämen sollen sich die Menschen, die sich gedankenlos der Wunder der Wissenschaft und Technik bedienen und nicht mehr davon geistig erfaßt haben als die Kuh von der Botanik der Pflanzen, die sie mit Wohlbehagen frißt.

Albert Einstein (1879–1955)

Die Wissenschaft war die größte Leidenschaft meines Lebens ... Ich käme mir vor wie ein Dieb, wenn ich einen Tag verlebt hätte, ohne zu arbeiten.

Louis Pasteur (1822–1895)

Ich kann an einem Tag tausend adeln und zu Rittern machen; aber so mächtig bin ich nicht, daß ich in tausend Jahren einen Gelehrten machen könnte.

Kaiser Sigismund (1361–1437)

Wissenschaft ist ein erstklassiges Möbelstück für die bel étage – sofern im Erdgeschoß gesunder Menschenverstand herrscht.

Oliver Wendell Holmes (1809–1894)

Es ist manchmal sehr schwer, wissenschaftliche Scharlatane, die sich in schwierigem Gelände geschickt einzunisten verstehen, frühzeitig genug zu erkennen, noch ehe sie den weniger »produktiven«, aber soliden und bescheideneren Arbeitern den Rang abgelaufen haben.

Kurt Goerttler (1898–1983)

Männer der Wissenschaft! Man sagt ihr viele nach, aber die meisten mit Unrecht.

Karl Kraus (1874–1936)

Die Wissenschaft geht immer fehl: niemals löst sie ein Problem, ohne zehn neue hervorzubringen.

George Bernard Shaw (1856–1950)

Bloßes Wissen, bloße Kenntnis von Dingen und Tatsachen allein ist noch keine Wissenschaft, erst wer etwas über Entwicklung und ursächlichen Zusammenhang der Dinge erforscht, was bisher unbekannt war, treibt Wissenschaft.

Max von Pettenkofer (1818–1901)

Ich bin ein Mann, dessen unbesiegbarer Glaube es ist, daß Wissenschaft und Frieden über Ignoranz und Krieg triumphieren werden; daß Nationen sich vereinen werden, nicht um zu zerstören, sondern aufzubauen; daß die Zukunft dem gehört, der am meisten für die leidende Menschheit getan hat.

1892 Louis Pasteur (1822–1895)
in der Sorbonne, Paris

Die Wissenschaft hat die Lebensumstände des Menschen verändert, und die wissenschaftlichen Ideen haben die Vorstellung des Menschen von sich selbst und von der Welt verwandelt.

J. Robert Oppenheimer (1904–1967)

Ein »gutes Gewissen« ohne gutes Wissen ist Selbstbetrug.

Max Steenbeck (1904–1981)

Wissen ohne Gewissen ist der Seele Verderb. (Science sans conscience n'est que ruine de l'âme).

François Rabelais (1494–1553)

Wissen ohne Verstand ist doppelte Narrheit.

Baltasar Gracián (1601–1658)

Ein kluger Mensch ist zwangsläufig progressiv eingestellt.

Pjotr L. Kapiza (1894–1984)

Integrität ohne Wissen ist ohne Wert, Wissen ohne Integrität ist gefährlich und fürchterlich.

Samuel Johnson (1709–1784)

Gegenüber dem ehrlichen Zugeben ist Verschleierung von Nicht-Wissen durch leere Begriffe gefährlich unredlich, und Begriffe sind ohne konkrete Erfahrungen leer.

Max Steenbeck (1904–1981)

Wissenschaft ist neutral, sie tötet genauso wie sie heilt, sie vermag eher zu zerstören als aufzubauen.

Will Durant (1885–1981)

Wir stellen den menschlichen Wert des Erreichten über den in menschlicher Unvollkommenheit begründeten Mißbrauch der Erkenntnisse. Wer die Entwicklung von Quantenmechanik und Atomenergie ablehnt, muß folgerichtig auch Penizillin und Vitamine, Volkshygiene und Automobil ablehnen; denn alles ist entstanden aus dem gleichen Geiste, der nur wahrheitsgebundenen Freiheit des Denkens.

Walther Gerlach (1889–1979)

Die primäre Verantwortung des Wissenschaftlers ist trivial, er trägt die Verantwortung für Zuverlässigkeit (oder Wahrheit) der wissenschaftlichen Sätze.

Hans Mohr (geb. 1930)

Forschung und Technik sind eben der Humanität weit vorausgeeilt. Darum hat der verantwortungsbewußte Teil der Menschheit es sich zur Aufgabe gemacht, die Initiative des Gewissens zu erwecken und zu stärken.

Hans Pichler (1882–1958)

Unsere Taten sind dabei, unsere Gedanken einzuholen. Wehe, wenn sie sie überholen.

Stanislaw Jerzy Lec (1909–1966)

Früher war der Mensch Herr seines Wissens. Jetzt ist das Wissen sein Gebieter.

John E. Steinbeck (1902–1968)

Menschen haben Spätzündung, sie begreifen erst alles in der nächsten Generation.

Stanislaw Jerzy Lec (1909–1966)

Die Utopiekritik durch Wissenschaft impliziert eine hohe und bisher ungewohnte Verantwortung des Wissenschaftlers gegenüber der Gesellschaft.

Hans Mohr (geb. 1930)

Die Ignoranz bleibt nicht hinter der Wissenschaft zurück. Sie wächst genauso atemberaubend wie diese.

Stanislaw Jerzy Lec (1909–1966)

Die Allgemeinheit hat noch nicht erfaßt, welche umwälzenden Erkenntnisse sich in den biologischen Wissenschaften anbahnen, von denen unser Leben in Zukunft stärkstens beeinflußt werden könnte. Die Folgen des zunehmend möglichen Eingriffs in die natürliche Ordnung der chemischen Prozesse in den lebenden Zellen sind nicht abzusehen. In dieser Situation bleibt uns nur die Hoffnung, daß die menschliche Gesellschaft bald die Wege findet und auch beschreitet, um die zunehmende Beherrschung der Natur als Folge naturwissenschaftlichen und technischen Fortschritts, frei von Vorurteilen und Angst, ausschließilch zum Wohle der Menschheit einzusetzen.

Feodor Lynen (1911–1979)

Ich könnte nicht an Projekten arbeiten, die nur deshalb für einige nützlich sind, weil sie anderen schaden.

René Descartes (1596–1650)

Von der Idee zum Ergebnis

Weder das Prestige Deines Themas, noch die Macht Deiner Instrumente, die Breite Deiner Kenntnisse und die Sorgfalt Deiner Planung werden jemals die Originalität Deines Denkens und die Schärfe Deiner Beobachtungsgabe ersetzen.

Inschrift am Eingang des Institutes für
Experimentelle Medizin und Chirurgie
Montreal-Canada

Laßt niemals eine ungewöhnliche Erscheinung oder ein ungewöhnliches Ereignis unbeachtet; meistens ist es freilich ein blinder Alarm, aber es könnte auch eine bedeutsame Wahrheit sein.

Sir Alexander Fleming (1881–1955)

Zwei Dinge müssen gegeben sein, bevor eine Idee Anklang findet. Zum ersten muß die Idee gut sein, zum zweiten muß sie im Einklang mit dem Zeitgeist stehen. Tut sie das nicht, so wird selbst eine gute Idee beiseite getan.

Jawarharlal Nehru (1889–1964)

Der eigentliche Entdecker ist der, der den neuen Gedanken gehabt hat. Experimente sind zwar auch nötig, doch ist es leichter, diese anzustellen als den Gedanken zu finden, und Experimente kann auch ein anderer anstellen.

Hermann von Helmholtz (1821–1894)

Die Welt verleiht ihre höchsten Preise – sei es Geld, seien es Ehren – für lediglich eine Sache: für Initiative. Was ist Initiative? Es ist, die richtige Sache zu tun, ohne dazu aufgefordert zu sein.

Elbert Hubbard (1856–1915)

So manche Weisheit ging von einem Irrtum aus.

Marie von Ebner-Eschenbach (1830–1916)

Womit ein Narr endet, damit beginnt ein Kluger.

Richard Trench (1807–1886)

Zwei Wege sind es, auf denen die Naturwissenschaft gefördert werden kann, Beobachtung und Reflexion. Die Forscher ergreifen meistens für einen von beiden Partei. Einige verlangen nach Tatsachen, andere nach Resultaten und allgemeinen Gesetzen, jene nach Kenntnis, diese nach Erkenntnis, jene möchten für besonnen, diese für tiefblickend gelten. Glücklicherweise ist der Geist des Menschen selten so einseitig ausgebildet, daß es ihm möglich wird, nur den einen Weg der Forschung zu gehen, ohne auf den anderen Rücksicht zu nehmen.

Karl-Ernst von Baer (1792–1876)

Jeder große Fortschritt der Wissenschaft nahm seinen Ausgang von einer verwegenen Imagination.

John Dewey (1859–1952)

Der Wert der Imagination ist, durch Intuition und Intensität tieferreichende Erkenntnisse zu gewinnen, als sie an der Oberfläche der Dinge zu liegen scheinen.

John Ruskin (1819–1900)

Wenn es einen 6. Sinn gibt, ist es die Intuition, dieses instinktive Zusammenfassen von Erinnerungen und anderen Beweismaterialien, von den fünf Sinnen eingesammelt und vom Bewußtsein korreliert.

William J. Mayo (1861–1939)

Eine einleuchtende Synthese zu einem Ganzen gelingt nicht dadurch, daß sich die Spezialisten am grünen Tisch zu einer Konferenz zusammensetzen. Hier bedarf es vielmehr der Arbeit eines einzelnen Mannes. Ein Kunstwerk ist nie von einem Künstler-Ausschuß geschaffen worden, und kein Komitee von Gelehrten hat je eine große Entdeckung gemacht.

Alexis Carrel (1873–1944)

Wer unruhvollen, hellen Geist hat, scharfen Blick,
Und auch viel Glück,
Entdeckt;
Doch wer, um Mitternacht vom Genius geweckt,
Urkraft, Verhalt und Schönheit tief ergründet,
der nur erfindet.

Friedrich Gottlieb Klopstock (1727–1803)

Wenn der Mensch sich etwas vornimmt, so ist ihm mehr möglich als man glaubt.

Johann Heinrich Pestalozzi (1746–1827)

Mit fremden Händen lassen sich keine guten Ergebnisse erzielen.

Pjotr L. Kapiza (1894–1984)

Schrecklich sind die Wissenschaftler, die seit Jahrzehnten ein Gebiet beackert haben und jetzt alle 2 bis 3 bis 5 Jahre und darüber hinaus ihre neuen Ergebnisse bekanntgeben, die sich von den früheren oft kaum unterscheiden, allenfalls dadurch, daß sie sich jetzt dem von anderen erarbeiteten neuesten Stand der Forschung angepaßt haben. Sie »ordnen das Material unter neuen Gesichtspunkten«. Als ob eine Büchersammlung dadurch wertvoller würde, daß die Bücher umgestellt werden!

Victor Goerttler (1897–1982)

Eine stillstehende Uhr hat doch täglich zweimal richtig gezeigt und darf nach Jahren auf eine lange Reihe von Erfolgen blicken.

Marie von Ebner-Eschenbach (1830–1916)

Die Leute taugen nichts, die zu viel arbeiten und zu wenig denken.

Pjotr L. Kapiza (1894–1984)

Nachlässiges Denken in der Medizin wird zum autistischen Denken.

Eugen Bleuler (1857–1939)

Das Ergebnis mancher gründlichen Untersuchung steht fest – bevor sie angestellt wird.

Otto Weiss (1849–1915)

Vom Zweifel

Wo die Zweifel aufhören, hört auch die Wissenschaft auf.

Pjotr L. Kapiza (1894–1984)

Ich denke, also existiere ich – der Zweifel und die Voraussetzungslosigkeit sind die Grundlagen aller Wissenschaft.

René Descartes (1596–1650)

Durch Kritik wird unserem Urteil der Maßstab zugeteilt, wodurch Wissen von Scheinwissen mit Sicherheit unterschieden werden kann.

Immanuel Kant (1724–1804)

Zuwachs an Kenntnis ist Zuwachs an Unruhe.

Johann Wolfgang von Goethe (1749–1832)

Eigentlich weiß man nur, wenn man wenig weiß; mit dem Wissen wächst der Zweifel.

Johann Wolfgang von Goethe (1749–1832)

Die Wissenschaft hat nur bei dem Bestand, der weiß, daß er nichts weiß.

nach dem «Talmud»

Die Dialektik ist die Ausbildung des Widerspruchsgeistes, welcher dem Menschen gegeben, damit er den Unterschied der Dinge erkennen lerne.

Johann Wolfgang von Goethe (1749–1832)

Der Zweifel ist der Beginn der Wissenschaft. Wer nichts anzweifelt, prüft nichts. Wer nichts prüft, entdeckt nichts. Wer nichts entdeckt, ist blind und bleibt blind.

Pierre Teilhard de Chardin (1881–1955)

Wer recht erkennen will, muß zuvor in richtiger Weise gezweifelt haben.

Aristoteles (384–322 v. u. Z.)

An nichts muß man mehr zweifeln als an Sätzen, die zur Mode geworden sind.

Georg Christoph Lichtenberg (1742–1799)

Das Ärgerliche in dieser Welt ist, daß die Dummen todsicher und die Intelligenten voller Zweifel sind.

Bertrand Russell (1872–1970)

Zweifel ist nicht notwendigerweise das Kennzeichen eines Pessimisten oder Zynikers. Viele der glücklichsten und fröhlichsten Menschen sind große Zweifler. Sie zeichnen sich dadurch aus, daß sie den Mut haben, Fakten ins Gesicht zu sehen.

William Feather
Aus »Anaesthesia und Analgesia«

Der Widerspruch allein stimuliert die Entwicklung der Wissenschaft. Ihn soll man daher unterstreichen und nicht auswischen.

Pjotr L. Kapiza (1894–1984)

Nichts ist interessanter als ein Widerspruch zur Theorie.

Pjotr L. Kapiza (1894–1984)

Wenn jemand mit Gewißheiten beginnen will, wird er in Zweifeln enden. Wenn er sich aber bescheidet, mit Zweifeln anzufangen, wird er zu Gewißheiten gelangen.

Francis Bacon (1561–1626)

Soviel ist gewiß: wer einmal Kritik gekostet hat, den ekelt auf immer alles dogmatische Gewäsche, womit er vorher aus Not vorlieb nahm, weil seine Vernunft etwas bedurfte und nichts Besseres zu ihrer Unterhaltung finden konnte.

Immanuel Kant (1724–1804)

Jeder von uns findet Glanz nur in den Ideen, die im selben Stadium der Verwirrung sind wie seine eigenen.

Marcel Proust (1871–1922)

Zweifel muß nichts weiter sein als Wachsamkeit, sonst kann er gefährlich werden.

Georg Christoph Lichtenberg (1742–1799)

Hypothesen

Hypothesen sind Gerüste, die man vor dem Gebäude aufführt, und die man abträgt, wenn das Gebäude fertig ist. Sie sind dem Arbeiter unentbehrlich; er muß nur das Gerüst nicht für das Gebäude ansehen.

Johann Wolfgang von Goethe (1749–1832)

O Fremdling, hast Du davon reden gehört, was eine Hypothese ist? Sie ist eine willkürliche Annahme, die im Weltall eine Reihe von Tatsachen erklärt. Sie gilt bis zu dem Tag, an dem eine andere gefunden wird, die logischer ist.

René Leriche (1879–1955)

Die große Tragödie der Wissenschaft – die Entsetzung einer schönen Hypothese durch eine häßliche Tatsache.

Thomas H. Huxley (1825–1895)

Nichts beweist mehr gegen eine Theorie als ihre Durchführbarkeit.

Karl Kraus (1874–1936)

Ich schätze das Auffinden einer einzigen, wenn auch unbedeutenden Wahrheit höher als das Herumdisputieren über die höchsten Fragen.

Galileo Galilei (1564–1642)

Nur schwache Gemüter werden von Fakten gelähmt.

James F. Clarke (1810–1888)

Jede wissenschaftliche Hypothese ist ein Produkt der schöpferischen Phantasie des Menschen.

Peter Bamm (1897–1975)

Woran ich glaube? Erlaube!
Natürlich an die Fakten.
(Doch nur an die nackten.)

Stanisław Jerzy Lec (1909–1966)

Laß dich nicht beirren, sondern erfülle bei jeder Regung deines Tätigkeitsdranges die Forderung der Gerechtigkeit und bewahre dir beim Auftauchen einer neuen Vorstellung in deinem Bewußtsein die Klarheit des Blickes.

Marc Aurel (121–180)

Ausnahmen sind nicht immer Bestätigung der alten Regel; sie können auch die Vorboten einer neuen Regel sein.

Marie von Ebner-Eschenbach (1830–1916)

Folgendes ist sehr typisch für unsere Hypothesen:
Bevor ihnen die Beine wachsen,
tragen sie schon Prothesen.

Stanisław Jerzy Lec (1909–1966)

Forschung

Forschung – das bedeutet, in das Unbekannte eindringen. Wenn wir vorher wissen, was wir dort finden werden, dann handelt es sich nicht um Forschung, sondern nur um eine Art ehrwürdiger Beschäftigung.

Albert Szent-Györgyi (1893–1986)

Der Mensch muß bei dem Glauben verharren, daß das Unbegreifliche begreiflich sei; er würde sonst nicht forschen.

Johann Wolfgang von Goethe (1749–1832)

Die Forschung ist immer auf dem Wege, nie am Ziel

Hans Pichler (1882–1958)

Der Urquell aller technischen Errungenschaften ist die göttliche Neugier und der Spieltrieb des bastelnden und grübelnden Forschers und nicht minder die konstruktive Phantasie des technischen Erfinders.

Albert Einstein (1879–1955)

Die Zeit enthält nie ausschließlich günstige Faktoren. Wer abwarten will, bis alle optimalen Faktoren sich in einem Zeitpunkt vereinigen, wird nie etwas unternehmen; tut er es dann schließlich doch, geschieht es meistens zu seinem Nachteil.

Niccolò Machiavelli (1469–1527)

Fortschritt kommt durch den intelligenten Gebrauch von Erfahrung zustande.

Elbert Hubbard (1856–1915)

Negative Ergebnisse sind auch Ergebnisse.

Pjotr L. Kapiza (1894–1984)

Ebenso wie die große Kunst ist die große Forschung wenig lenksam, sie wird zur Betriebsamkeit und Routine, wenn sie nicht von der Wißbegier und der Sache lebt.

Hans Pichler (1882–1958)

Unternimm nichts aufs Gratewohl oder anders als nach dem Grundsatz vollkommener Planmäßigkeit.

Marc Aurel (121–180)

In den Wissenschaften ist viel Gewisses, sobald man sich von den Ausnahmen nicht irre machen läßt und die Probleme zu ehren weiß.

Johann Wolfgang von Goethe (1749–1832)

Gesunder Menschenverstand, Maßhalten und die Kunst, die Mittel genau dem Zweck anzupassen, sind die unerläßlichen Eigenschaften des Forschers.

René Leriche (1879–1955)

Die Natur hat sich soviel Freiheit vorbehalten, daß wir mit Wissen und Wissenschaft ihr nicht durchgängig beikommen oder sie in die Enge treiben können.

Johann Wolfgang von Goethe (1749–1832)

Das kleinste Kapital eigner Erfahrung ist mehr wert als Millionen fremder Erfahrungen.

Gotthold Ephraim Lessing (1729–1781)

Messe alles, und das nicht Meßbare mache meßbar.

Galileo Galilei (1564–1642)

Wenn ich mich beim Urphänomen zuletzt beruhige, so ist es doch auch nur Resignation; aber es bleibt ein großer Unterschied, ob ich mich an den Grenzen der Menschheit resigniere oder innerhalb einer hypothetischen Beschränktheit meines bornierten Individuums.

Johann Wolfgang von Goethe (1749–1832)

Trotzdem dürfen wir uns durch die für manche Krankheiten vorläufig noch unüberwindlich erscheinenden Hindernisse nicht abschrecken lassen, dem Ziele, so weit es unsere jetzigen Hilfsmittel zulassen, nachzustreben. Nur darf man nicht, wie bisher, mit dem Schwierigsten beginnen. Erst muß das Naheliegende erforscht werden, was von unseren Hilfsmitteln noch erreicht werden kann. Durch die hierbei gewonnenen Resultate und Untersuchungsmethoden müssen wir uns dann den Weg zum Ferneren und Unzulänglicheren zeigen lassen.

Robert Koch (1843–1910)

Die Lage der Grenzen der Erkenntnis ist zeitgebunden. Wir wissen nicht, was sich unserem Geist noch offenbaren wird. *Goethes* Wort, »das Erforschliche zu erforschen und das Unerforschliche ruhig zu verehren«, enthält auch die bindende Verpflichtung zur stets erneuten Prüfung, was erforschlich ist. Je härter die Arbeit des Vordringens in den Bereich des Unbekannten wird, desto tiefer wird die Demut vor dem letzten Geheimnis der Welt.

Walther Gerlach (1889–1979)

Die Tatsachen prüfen, die wissenschaftlichen Kenntnisse ununterbrochen ausdehnen und alles Unbewiesene zurückweisen.

Georges Bizet (1838–1875)

Die Naturwissenschaft kennt keine Begrenzung der Forschung, der Naturwissenschaftler philosophiert nicht über die Grenzen der Erkenntnis.

Walther Gerlach (1889–1979)

Die Zahl ist das Wesen der Dinge.

Pythagoras (580–496 v. u. Z.)

Die wichtigste Sache bei Daten ist zu wissen, wo sie, wenn man sie braucht, zu finden sind.

Clarence B. Randall (1891–1961)

Notiert euch alles sofort: eine Notiz ist eine Karrenladung Gedächtnis wert.

Ralph Waldo Emerson (1803–1882)

Ein Lexikon handzuhaben wissen ist besser als glauben, ein solches zu sein.

Albert Nobel (geb. 1887)

Ich benutze nicht nur all mein Gehirn, sondern auch all das, was ich mir leihen kann.

Thomas Woodrow Wilson (1856–1924)

Ein gutes Gedächtnis merkt sich nicht alles, sondern vergißt das Unwichtige.

Peter Bamm (1897–1975)

Theorie und Praxis sind eins wie Seele und Leib, und wie Seele und Leib liegen sie großenteils miteinander im Streit.

Marie von Ebner-Eschenbach (1830–1916)

Wer auf hoher See fährt, dem wird sein eigener Horizont eng erscheinen; so fühlen auch in der Wissenschaft gerade diejenigen, deren Horizont der weiteste ist, die Beschränktheit desselben am lebhaftesten.

József Freiherr von Eötvös (1813–1871)

Reicht mein Verstand aus, diese Aufgabe zu erfüllen oder nicht? Reicht er aus, dann gebrauche ich ihn dazu wie ein Werkzeug, das mir die Allnatur verlieh; reicht er aber nicht aus, dann überlasse ich die Aufgabe dem, der sie besser lösen kann; oder aber ich verrichte die Arbeit, wenn sie einem anderen (allein) nicht zukommt, so gut ich kann, unter Zuhilfenahme dessen, der in der Lage ist, unter Verwendung meiner Gedanken das zu verwirklichen, was der Gemeinschaft im Augenblick zuträglich und förderlich ist. Denn alles, was ich aus eigener Kraft oder mit einem anderen zusammen schaffe, soll ausschließlich auf das eine Ziel gerichtet sein: das Gedeihen und den Wohlstand der Gemeinschaft.

Marc Aurel (121–180)

Nichts schmerzt so sehr wie fehlgeschlagene Erwartungen, aber gewiß wird auch durch nichts ein zum Nachdenken fähiger Geist so lebhaft wie durch sie erweckt, die Natur der Dinge und seine eigene Handlungsweise zu erforschen, um die Quelle seiner vorigen Voraussetzungen zu entdecken und womöglich künftig richtiger zu ahnen.

Benjamin Franklin (1706–1790)

Zwei Dinge sind zu unserer Arbeit nötig: Unermüdliche Ausdauer und die Bereitschaft, etwas, in das man viel Zeit und Arbeit gesteckt hat, wieder wegzuwerfen.

Albert Einstein (1879–1955)

Ein Mensch bleibt weise, solange er die Weisheit sucht; sobald er sie gefunden haben will, wird er ein Narr.

Nach dem »Talmud«

Jedes Ding läßt sich von drei Seiten betrachten, von einer wissenschaftlichen, einer juristischen und einer vernünftigen.

August Bier (1861–1949)

Kongresse, Reden und Schreiben

Die Sprache ist die Wirklichkeit des Gedankens.

Karl Marx (1818–1883)

Es ist ein Beweis hoher Bildung, die größten Dinge auf die einfachste Art zu sagen.

Ralph Waldo Emerson (1803–1882)

Die wahre Beredsamkeit besteht darin, das zu sagen, was zur Sache gehört, und eben nur das.

La Rochefoucauld (1613–1680)

Ein Gedanke, der sich nicht kurz fassen läßt, verdient nicht, ausgesprochen zu werden.

Wincenty Rzymowski (1883–1950)

Beredsamkeit beruht nicht auf der Wahl der Worte, sondern ebenso auf dem Ton, dem Blick und dem Mienenspiel.

La Rochefoucauld (1613–1680)

Tritt frisch auf, tu's Maul auf, hör' bald wieder auf!

Martin Luther (1483–1546)

Das Geheimnis zu langweilen besteht darin, alles zu sagen.

Voltaire (1694–1778)

Worte sind für Gedanken, was Gold für Diamanten. Es bedarf seiner, um sie einzufassen, aber es gehört nur wenig dazu.

Voltaire (1694–1778)

Stil ist richtiges Weglassen des Unwesentlichen.

Anselm Feuerbach (1829–1880)

Was den Rednern an Tiefe fehlt, sie geben es euch an Weitschweifigkeit.

Montesquieu (1689–1755)

Das ist ein guter Vortrag, aus dem man nichts herausnehmen kann, ohne in das lebendige Fleisch zu schneiden.

Fénelon (1651–1715)

Weise reden, weil sie etwas zu sagen haben, Toren sagen etwas, weil sie reden müssen.

Platon (427–347 v. u. Z.)

Der Redner soll alles beleuchten, nur nicht sich selbst.

Karl Heinrich Bauer (1890–1978)

Merkt euch, ihr Redner auf feierlichen Anlässen und Festveranstaltungen: Die zweite halbe Stunde jeder Ansprache dauert drei Stunden länger als die erste.

Julian Tuwim (1894–1953)

Seine Gedanken nicht klar auszudrücken ist entweder Leichtfertigkeit, Feigheit oder bewußtes Verbrechen. Dieses letztere ist häufiger als man ahnt. Nicht nur Politiker und Pfaffen, auch Literaten pflegen es zu begehen.

Arthur Schnitzler (1862–1931)

Maximen für Kongreßredner

Erstens: Was Jeder weiß, braucht nicht gesagt zu werden.
Zweiter Satz: Laß' alles weg, was sich der Hörer gerne selber hinzudenkt!
Drittens: Keine Einleitung! Beginne, wie Beethoven in seiner V. Symphonie, sofort – fortissimo! – mit dem »Schicksalsthema«: Deiner Rede!

Karl Heinrich Bauer (1890–1978)

Die meisten, die ihn (*F. Sauerbruch*) auf Kongressen sprechen hörten, die seine glänzend stilisierten Schriften lasen, mögen den Eindruck mitgenommen haben, daß die Beherrschung des Wortes ihm mühelos als Schicksalsgabe beschieden gewesen sei. Die Wirklichkeit war anders: jeder Vortrag war das Ergebnis sorgsamster, auch formaler Vorbereitung. Er, der einer der begehrtesten Sprecher auf wissenschaftlichen Versammlungen war, ist immer mit Hemmungen an das Rednerpult getreten.

Rudolf Nissen (1896–1981)

Die frei sprechenden Redner haben mich selten befriedigt; sie schweiften ab, ermüdeten hierdurch, und durch den Mangel an Schärfe und Anschaulichkeit des Ausdrucks sehr gewöhnlich besonders dadurch, daß sie lange sprachen. Ein warnendes Beispiel derart war *R. Virchow*.

Bernhard Naunyn (1839–1925)

Gefährlich und lästig sind die Leute, denen das Reden leicht fällt, die niemals Lampenfieber haben, die zitternd auf das Stichwort warten: »Es spricht Herr X.« Und dann geht es los! Gedanken haben sie wie ein Hund Flöhe, Hemmungen gar keine, sie wissen, daß ihnen die Worte nicht fehlen, und deshalb reden sie auch ohne Punkt und Komma, es läuft ihnen so heraus, sie halten sich weder an eine Disposition, wenn sie überhaupt eine haben, noch an das Thema und erst recht nicht an die Zeit – sie haben ja so viel zu sagen.

Victor Goerttler (1897–1982)

Zu bedenken ist dabei aber, daß nicht immer die am meisten auf Kongressen zu Worte gekommen sind, die sich um Förderung der Chirurgie am meisten verdient gemacht haben. Forschergeist, Erfindertalent und Redegabe sind nicht immer vereint. Auch Redelust und Kongreßfreudigkeit sind ungleich verteilt.

Friedrich Trendelenburg (1844–1924)

Wer Echo findet, wiederholt sich.

Stanisław Jerzy Lec (1909–1966)

Die Aufgabe des Kenntnisreichen ist es, zu sprechen, das Privileg des Weisen ist zuzuhören.

Oliver Wendell Holmes (1809–1894)

Wie es große Geister charakterisiert, viel Sinn in wenig Worte zu legen, so ist es die Gabe kleiner, viel zu sprechen und nichts zu sagen.

La Rochefoucauld (1613–1680)

Gute Bücher wie gute Arzneimittel machen einiges besser.

Voltaire (1694–1778)

Wer keine Bücher liest, macht sich selber arm.

Jurij Brězan (geb. 1916)

Lehrer und Bücher geben Denkanstöße. Notwendig ist aber, daß einer lernt, selbst zu denken.

William J. Mayo (1861–1939)

Lesen macht einen ganzen Mann, Verhandlungen einen fertigen Mann und Schreiben einen gewissenhaften Mann.

Sir Francis Bacon (1561–1626)

Die schriftliche Ausarbeitung wissenschaftlicher Untersuchungen ist meist ein mühsames Werk ... Ich habe viele Teile meiner Abhandlungen vier- bis sechsmal umgeschrieben, die Anordnung des Ganzen hin- und hergeworfen, ehe ich einigermaßen zufrieden war.

Hermann von Helmholtz (1821–1894)

F. Sauerbruch (1875–1951) gab erst nach der 16. (!) Revision seiner »Chirurgie der Brustorgane« das Plazet für den Umbruch. Bei passender Gelegenheit überreichte ihm sein damals verzweifelter Verleger die Fotokopie eines Abschnittes dieser 17. Fahnenkorrektur. Das Buch wurde ein Welterfolg.

Nach Rudolf Nissen (1896–1981)

Wer die weite Reise zur Nachwelt vorhat, darf keine unnütze Bagage mitschleppen. Wer für alle Zeiten schreiben will, sei kurz, bündig, aufs Wesentliche beschränkt: er sei bis zur Kargheit bei jeder Phrase und jedem Wort bedacht, ob es nicht auch zu entbehren sei.

Arthur Schopenhauer (1788–1860)

Das Buch muß erst ausgedroschen werden.

Georg Christoph Lichtenberg (1742–1799)

Ein Buch will seine Zeit, wie ein Kind. Alle schnell in wenigen Wochen geschriebenen Bücher erregen bei mir ein gewisses Vorurteil gegen den Verfasser. Eine honette Frau bringt ihr Kind nicht vor dem neunten Monat zur Welt.

Heinrich Heine (1797–1856)

Mein Vater sagte häufig: »Schreibe über das, was du weißt und gut kennst. Über das, was du nicht weißt, lies bei anderen.«

Rassul Gamsatow (geb. 1923)

Wer von einem anderen abschreibt, ist ein »Plagiator«, wer von vielen abschreibt, ist ein Gelehrter.

Ernest Hemingway (1898–1961)

Ein Original ist heute, wer zuerst gestohlen hat.

Karl Kraus (1874–1936)

Es erscheinen viel zu viele Arbeiten, und die Arbeitsmethoden selbst zeigen eine Verflachung. Häufig fehlen Ernst, Hingabe, Ausdauer und Begeisterung, und die deutsche Sprache erfährt viele Mißhandlungen.

Ferdinand Sauerbruch (1875–1951)

Man versetze sich einmal in die heutige Lage eines jungen Assistenten. Er sei der geborene Arzt, glänzender Techniker, ein unermüdlicher Arbeiter. Als Ziel seines Lebens setzte er sich das weite Wirkungsfeld eines Krankenhauses. Es gibt nur einen Weg – ich sehe von der Konnexionsstrippe einmal ab – schreiben und wieder schreiben! Und nun erscheint Arbeit an Arbeit, denen man den Zwang auf den ersten Blick ansieht. Ist Titel und Stellung erreicht, so setzt oft das geistige Schaffen wie mit einem Schlage aus. Man hört ordentlich den Seufzer der Erleichterung, mit dem die Feder aus der Hand gelegt wird.

Erwin Liek (1878–1935)

Man fühlt, daß sehr viele wissenschaftliche Arbeiten nicht aus innerer Notwendigkeit heraus geboren werden, sondern häufig nur deshalb entstanden sind, weil eben wissenschaftlich geschaffen werden soll und muß, oder gar, weil der Verfasser sich verpflichtet fühlte oder gedrängt wurde, zu sogenannten »Festschriften« etwas beizusteuern, die neuerdings ja sogar schon zum 50. Geburtstag auftreten.

Ferdinand Sauerbruch (1875–1951)

Denken wir einmal an die Hauptstätten wissenschaftlicher Tätigkeit, unsere Universitätskliniken. Ist der Chef noch jung und will weiter, so muß er arbeiten und unentwegt arbeiten lassen. Alle von uns kennen solche Kliniken, die geradezu als Fabriken wissenschaftlichen Schrifttums bezeichnet werden müssen. Bändeweise fliegen Arbeiten heraus. Dem Hosenboden gebührt mehr Preis als dem Gehirn.

Erwin Liek (1878–1935)

Es sollte als Unhöflichkeit gelten, dem Leser unnötig Zeit zu nehmen. Oft läßt sich irgendein ganz hübscher neuer Befund auf wenigen Seiten ausdrücken. Muß man wirklich, damit daraus eine würdige Dissertation entstehe, den wirksamen Inhalt auf das Zehnfache verdünnen?

Eugen Bleuler (1857–1939)

Ob ich gleich weiß, daß sehr viele Rezensenten die Bücher nicht lesen, die sie so musterhaft rezensieren, so sehe ich doch nicht ein, was es schaden kann, wenn man das Buch liest, das man rezensieren soll.

Georg Christoph Lichtenberg (1742–1799)

Am Anfang war das Rezensionsexemplar, und einer bekam es vom Verleger zugeschickt. Dann schrieb er eine Rezension. Dann schrieb er ein Buch, welches der Verleger annahm und als Rezensionsexemplar weitergab. Der nächste, der es bekam, tat desgleichen. So ist die moderne Literatur entstanden.

Karl Kraus (1874–1936)

Ich weiß Gelehrte, die überhaupt keine Arbeit lesen, bei der sie sich nicht vorher durch die Zusammenfassung eine Meinung darüber bilden konnten, ob das Lesen den Zeitaufwand lohne.

Eugen Bleuler (1857–1939)

Unter die größten Entdeckungen, auf die der menschliche Verstand in der neuesten Zeit gefallen ist, gehört meiner Meinung nach wohl die Kunst, Bücher zu beurteilen, ohne sie gelesen zu haben.

Georg Christoph Lichtenberg (1742–1799)

Ihren einzig unbestreitbar guten Sinn hat die Buchkritik für den Buchkritiker. Sie gibt ihm Gelegenheit, durch Feststellen von Minderwertigkeiten anderer seinen eigenen Minderwertigkeitsgram zu besänftigen, und in der Verdunkelung fremden Geistes das Licht des eigenen leuchten zu lassen.

Alfred Polgar (1875–1955)

Der Verleger schielt mit einem Auge nach dem Schriftsteller, mit dem anderen nach dem Publikum. Aber das dritte Auge, das Auge der Weisheit, blickt unbeirrt ins Portemonnaie.

Alfred Döblin (1878–1957)

Die Schriftsteller bauen die Luftschlösser, die Leser wohnen darin, und die Verleger kassieren die Miete.

Ich bin mit keinem Verleger in Frieden ausgekommen. Kaum hat man's aus der Hand gegeben, da machen sie damit, was sie wollen, und man kann noch von Glück sagen, wenn sie überhaupt wieder von sich hören lassen.

Ernst Barlach (1870–1938)

Vom rechten Maß – Erfolg und Ruhm

Historische Verdienste werden nicht danach beurteilt, was historische Persönlichkeiten, gemessen an heutigen Erfordernissen, nicht geleistet haben, sondern danach, was sie im Vergleich zu ihren Vorgängern Neues geleistet haben.

Wladimir Iljitsch Lenin (1870–1924)

Der Mensch ist verehrungswürdig, der den Posten, wo er steht, ganz ausfüllt. Sei der Wirkungskreis noch so klein, er ist in seiner Art groß.

Friedrich von Schiller (1759–1805)

Hüte dich, daß du nicht durch Zufälle in eine Stelle kommst, der du nicht gewachsen bist, damit du nicht scheinen mußt, was du nicht bist. Nichts ist gefährlicher und tötet alle innere Ruhe mehr, ja ist aller Rechtschaffenheit mehr nachteilig als dieses, und endigt gemeiniglich mit einem gänzlichen Verlust des Kredits.

Georg Christoph Lichtenberg (1742–1799)

Wissenschaftler, die sich durch große Entdeckungen oder segensreiche Erfindungen in auffälliger Weise ausgezeichnet haben, kommen oft zu der Meinung, daß ihre Autorität sich jenseits des einen Gegenstandes auch auf alle anderen erstrecke.

Alexis Carrel (1873–1944)

Wir sollten der schmeichelhaften, aber falschen Unterstellung, wissenschaftliche Fachkompetenz impliziere ein hohes Maß an normaler Vernunft, entgegentreten. Diese These ist unwahr und gefährlich. Die meisten Wissenschaftler müssen gesellschaftspolitisches Denken und Handeln mühsam erlernen.

Hans Mohr (geb. 1930)

Wir können groß wirken in einer Stellung, die unter unsern Verdiensten ist; aber wir wirken oft klein in einer, die größcr ist als wir.

La Rochefoucauld (1613–1680)

Durch seine Leistung soll man vorwärtskommen, nicht durch Schieberei.

Plautus (250–184 v. u. Z.)

Es ist nichts schrecklicher als eine tätige Unwissenheit.

Johann Wolfgang von Goethe (1749–1832)

Ein guter Lehrer soll so viel von der Materie beherrschen, daß er mit 10 % seiner Kenntnisse den Unterricht befriedigend zu bestreiten vermag.

Liebe die Arbeit und hasse die Ämterstreberei und mache dich nicht bekannt bei der Obrigkeit.

Aus dem »Talmud«

Kein Wunder, daß wir uns alle mehr oder weniger im Mittelmäßigen gefallen, weil es uns in Ruhe läßt; es gibt das behagliche Gefühl, als wenn man mit seinesgleichen umginge.

Johann Wolfgang von Goethe (1749–1832)

Die Beschränktheit des Geistes erzeugt den Eigensinn, und wir glauben nicht gern, was über das Wahrnehmbare hinausgeht.

La Rochefoucauld (1613–1680)

Die Mittelmäßigkeit wägt immer richtig, nur ihre Waage ist falsch.

Anselm Feuerbach (1829–1880)

Wir sollten lernen, ehrenwerte Absicht und tatsächliche Qualität als zwei Dinge zu sehen.

Johannes Bobrowski (1917–1965)

Keine Gnade der schlechten Arbeit.

Bertolt Brecht (1898–1956)

Simplex sigillum veri.
(Die Schlichtheit ist der Wahrheit Siegel).

Wahlspruch Hermann Boerhave's (1668–1738)

Wie klein ist das, was einer ist, wenn man's an seinem Dünkel mißt.

Wilhelm Busch (1832–1908)

Der Hochmut, der sich als Demut aufspielt, ist der unerträglichste.

Marc Aurel (121–180)

Der Weg zum Erfolg wird nicht mit Siebenmeilenstiefeln zurückgelegt. Schritt für Schritt, Stückchen für Stückchen – das ist der Weg zu Reichtum, der Weg zu Weisheit, das ist der Weg zum Ruhm.

Charles Burton (1577–1640)

Erfolg verdeckt viele Stümperei.

George Bernard Shaw (1856–1950)

Wenn es im Leben irgendein großes Erfolgsgeheimnis gibt, so liegt es in der Fähigkeit, sich in die Rolle des Partners zu versetzen und die Dinge von seinem Standpunkt aus zu betrachten – ohne den eigenen aus dem Auge zu verlieren.

Henry Ford (1863–1947)

Um Erfolg zu haben, ist Haltung genau so wichtig wie Befähigung.

John K. Banks (1862–1922)

Titel geben den Menschen keinen Glanz, sondern die Menschen den Titeln.

Niccolò Machiavelli (1469–1527)

Ein guter Charakter kann zuweilen den Erfolg im Leben außerordentlich behindern.

George Bernard Shaw (1856–1950)

Takt ist die Kunst, einen Erfolg zu erzielen, ohne sich einen Feind zu machen.

H. W. Newton
(Aus »Anaesthesia and Analgesia«)

Prioritätskämpfe sind immer unerfreulich und dienen nicht dem Ansehen der Wissenschaftler, zumal sie meist unwichtig sind. Je besser man die Geschichte seines Faches kennt, um so weniger Wert wird man auf Priorität legen. Man wird immer noch unbekannte, vergessene Vorläufer in der Literatur entdecken.

Felix Boenheim (1890–1960)

Die Welt begünstigt weit häufiger falsche Verdienste, als sie echten Anerkennung zollt.

La Rochefoucauld (1613–1680)

Damit deine Verdienste bekannt werden, erkenne die anderer an.

Orientalische Spruchweisheit

Je mehr Verdienste, desto weniger Gehabe.

Baltasar Gracián (1601–1658)

Es ist natürlich, daß ein Mensch für überragende Leistungen Anerkennung erwartet.

Aristoteles (384–322 v. u. Z.)

Was man so manchem übelnimmt: daß er den Wert seiner Arbeit kennt.

Otto Weiss (1849–1915)

Wir lieben alle, die uns bewundern, aber nicht alle, die wir bewundern.

La Rochefoucauld (1613–1680)

Denk immer darüber nach, was für Menschen es sind, nach deren Bestätigung du verlangst, und was sie für Grundsätze haben. Denn dann wirst du weder über sie ungehalten sein, da sie ja unabsichtlich ihre Fehler begehen, noch wirst du ihrer Bestätigung überhaupt bedürfen, wenn du auf die Quellen ihrer Meinungen und Triebe siehst.

Marc Aurel (121–180)

Die Arbeit ist der Preis, für den man den Ruhm erkauft: was wenig kostet, ist wenig wert.

Baltasar Gracián (1601–1658)

Geistige Größe bedarf nicht der Marmorbalken, sie bedarf der Seele und des Gehirns des Forschers.

Sir Alexander Fleming (1881–1955)

Die Vorbedingung für die Unsterblichkeit ist das Sterben.

Stanisław Jerzy Lec (1909–1966)

Ich muß gestehen, daß ich alle Auszeichnungen der Welt, so hoch ich auch die mir zuteil gewordenen Ehrungen schätze, als gering ansehe im Vergleich zu der Hoffnung, ein Werkzeug gewesen zu sein, das bis zu einem gewissen Grade die Summe menschlichen Leidens vermindert hat.

Joseph Lister (1827–1912)

Ruhm, Summe aller Mißverständnisse, die sich um einen Namen sammeln.

Rainer Maria Rilke (1875–1926)

Das Bezugsobjekt der Medizin: der Mensch

Viel Gewaltiges lebt und nichts ist gewaltiger als der Mensch.

Sophokles (Antigone) (496–406 v. u. Z.)

Das Vermögen, sich überhaupt irgend einen Zweck zu setzen, ist das Charakteristische der Menschheit (zum Unterschiede von der Tierheit). Mit dem Zwecke der Menschheit in unserer eigenen Person ist also auch der Vernunftwille, mithin die Pflicht verbunden, sich um die Menschheit durch Kultur überhaupt verdient zu machen, sich das Vermögen zu Ausführung allerlei möglicher Zwecke, sofern dieses in dem Menschen selbst anzutreffen ist, zu verschaffen oder es zu fördern, d. i. eine Pflicht zur Kultur der rohen Anlagen seiner Natur, als wodurch das Tier sich allererst zum Menschen erhebt: mithin Pflicht an sich selbst.

Immanuel Kant (1724–1804)

Keine Arbeit, sondern allein der Müßiggang ist schimpflich.

Hesiod (um 700 v. u. Z.)

Kein Mensch auf der Erde hat das Recht, seine Kräfte ungebraucht zu lassen und durch fremde Kräfte zu leben.

Johann Gottlieb Fichte (1762–1814)

Der Mensch ist ein Arbeitender. Wenn er das nicht ist, ist er ein Nichts.
(A man is a worker. If he is not than he is nothing).

Joseph Conrad (1857–1924)

Es ist mehr als wahrscheinlich, daß ein durchschnittlicher Mensch, ohne seiner Gesundheit zu schaden, seine Leistung um 50 % vermehren kann.

Sir Walter Scott (1771–1832)

Der Aberglaube, daß alle der Arbeit gewidmeten Stunden einen Verlust an Lebensglück und alle Mußestunden einen Gewinn darstellen, ist eine sehr alberne und bösartige Auffassung. Ihre stärkste Unterstützung kommt daher, daß wir der Arbeit weder genügend Mühen noch Anstrengung widmen, um sie zu dem Vergnügen zu machen, das sie sein kann.

Arthur J. Balfour (1848–1930)

Leben ohne Streß wäre ein Leben in der Sterilität; natürlich kommt es auf das rechte Maß an.

Franz Deucher (geb. 1917)

Stille suchen, heißt die Natur töten, ihren Pulsschlag anhalten und den übriggebliebenen Leichnam umarmen. Wer für Ruhe eintritt, betet Abstraktion und Tod an.

Daisetsu Suzuki (1870–1966)

Es gibt eine Regel des Zusammenlebens unter freien Menschen. Gib etwas, leiste etwas, und wäre es nur eine Kleinigkeit.

Ludwig Renn (1889–1979)

Ein jeder Mensch hat rechtmäßigen Anspruch auf Achtung von seinen Mitmenschen, und wechselseitig ist er dazu auch gegen jeden anderen verbunden.

Immanuel Kant (1724–1804)

Wir sind einzig und allein das, wozu uns die uns umgebenden Dinge machen.

Claude-Adrian Helvetius (1715–1771)

Der Mensch durchläuft in seiner Entwicklung drei Stadien. Die ersten 25 Jahre kann man als animalischen Zustand bezeichnen. Der Mensch denkt vor allem an seine Leidenschaften und weitaus weniger an die Wissenschaft. Die folgenden 25 Jahre stellen einen gemischten Zustand dar, denn der Mensch denkt bald an die Befriedigung seiner animalischen Leidenschaften, bald an nützliche Tätigkeit, und nur die folgenden 25 Jahre kann man als menschlichen Zustand bezeichnen. Im Menschen toben nun keine Leidenschaften mehr; er kann sich voll und ganz nützlicher Tätigkeit hingeben. Was die 25 Jahre betrifft, die nach dem 75. Lebensjahr kommen, so können wir sie einen göttlichen Zustand nennen. Der Mensch wird zur Ikone. Er tut nichts, doch man betet ihn an.

Pjotr L. Kapiza (1894–1984)

Was der Mensch hat, das kann er verlieren, was er ist, das bleibt bestehen.

Otto Grotewohl (1894–1964)

Denk daran, daß die Vernunft unüberwindlich ist, wenn sie sich auf sich selbst konzentriert, ihr Genügen in sich selbst findet und nichts tut, was nicht ihrem Willen entspricht – auch auf die Gefahr hin, daß sie sich gelegentlich zu einem gewissen Eigensinn versteift. Wie unüberwindlich ist sie erst, wenn sie nach vernünftiger Überlegung über etwas urteilt! Darum ist die von den Leidenschaften unabhängige Vernunft wie eine Burg. Denn es gibt keine sicherere Stätte für den Menschen; hat er dort seine Zuflucht gefunden, dann ist er für den Rest seines Lebens unbesiegbar. Wer diese Wahrheit nicht erkannt hat, ist nicht geschult genug: wer sie begriffen hat, ohne seine Zuflucht zu ihr zu nehmen, ist verblendet.

Marc Aurel (121–180)

Besonnenheit ist für die Seele, was für den Körper Gesundheit ist.

La Rochefoucauld (1613–1680)

Einen innerlich freien und gewissenhaften Menschen kann man zwar vernichten, aber nicht zum Sklaven oder zum blinden Werkzeug machen.

Albert Einstein (1879–1955)

Die größte moralische Vollkommenheit des Menschen ist, seine Pflicht zu tun und zwar aus Pflicht (daß das Gesetz nicht bloß die Regel, sondern auch die Triebfeder der Handlungen sei).

Immanuel Kant (1724–1804)

Des Menschen größtes Verdienst bleibt wohl, wenn er die Umstände soviel als möglich bestimmt und sich so wenig als möglich von ihnen bestimmen läßt.

Johann Wolfgang von Goethe (1749–1832)

Dem Einzelnen bleibe die Freiheit, sich mit dem zu beschäftigen, was ihn anzieht, was ihm Freude macht, was ihm nützlich deucht; aber das eigentliche Studium der Menschheit ist der Mensch.

Johann Wolfgang von Goethe (1749–1832)

Es ist notwendiger, die Menschen zu studieren als die Bücher.

La Rochefoucauld (1613–1680)

In unserer technisierten Gesellschaft müssen wir leidenschaftlich betonen, daß wir ja immer noch eine Welt von Menschen sind, und daß der Mensch in seiner natürlichen Umgebung im Mittelpunkt aller Planung und Gestaltung stehen muß.

Walter Gropius (1883–1969)

Die größte Angelegenheit des Menschen ist zu wissen, was man sein muß, um ein Mensch zu sein.

Immanuel Kant (1724–1804)

Die Pflicht gegen sich selbst besteht darin, daß der Mensch die Würde des Menschen in seiner eigenen Person bewahre.

Immanuel Kant (1724–1804)

Die Gesinnung, die beständige, sie macht allein den Menschen dauerhaft.

Johann Wolfgang von Goethe (1749–1832)

Was der Mensch im Ganzen sei, kann nicht festgestellt werden in Experimenten und Laboratorien, nicht in Unterhaltungen und Ausfragen, nicht in einem objektiv vorweisbaren Material an Ausdruck, Leistungen, Hervorbringen des Menschen ... immer ist der Mensch mehr und anders, als von ihm gewußt und erkennbar wird.

Karl Jaspers (1883–1969)

Nur der objektiv, vernünftig denkende Mensch ist das Maß der Dinge.

Sokrates (469–399 v. u. Z.)

Nur wenn die Menschen gewillt sind, die politische und religiöse Erziehung von allen traditionellen Schlacken zu reinigen und sie in den Dienst der Höherentwicklung des Lebens zu stellen, werden sie die geborenen und unentbehrlichen Organisatoren in Diener an der Gesamtheit umwandeln können.

George Bernard Shaw (1856–1950)

Es gibt kein größeres Einzelinteresse, als die allgemeinen Interessen zu den eigenen zu machen.

Gottfried Wilhelm Leibniz (1646–1716)

Es ist eine meiner Überzeugungen, daß man für das Gemeinwohl arbeiten muß und daß man sich im selben Maße, in dem man dazu beigetragen hat, glücklich fühlen wird.

Gottfried Wilhelm Leibniz (1646–1716)

Was der einzelne ist und bedeutet, ist er nicht so sehr als Einzelgeschöpf, sondern als Glied einer großen menschlichen Gemeinschaft, die sein materielles und seelisches Dasein von der Geburt bis zum Tod leitet.

Albert Einstein (1879–1955)

Die Menschen gehen fast immer auf Wegen, die andere bahnten, und ihr Tun ist Nachahmung.

Niccolò Machiavelli (1469–1527)

Vor allem soll jeder Akademiker immer wieder Umschau halten, wie es mit der Arbeit für die ewigen Ziele der Menschheit in seinem Bereich bestellt ist.

Hermann von Helmholtz (1821–1894)

Der Mensch kann in seinem kurzen und gefahrenreichen Leben einen Sinn nur finden, wenn er sich dem Dienst an der Gesellschaft widmet.

Albert Einstein (1879–1955)

Officio mi officio. (Im Dienst verzehre ich mich).

Spruchband auf dem Bildnis des Prager Rektors Johannes Jessen (1566–1621)

Man muß nach reiflicher Überlegung und scharfem Nachdenken, seinem eigenen Charakter gemäß handeln. Also auch im Praktischen ist Originalität unerläßlich; sonst paßt, was man tut, nicht zu dem, was man ist.

Arthur Schopenhauer (1788–1860)

Aus seiner Individualität kann keiner heraus.

Arthur Schopenhauer (1788–1860)

Ehe der Körper eines großen Mannes Asche ist, kann man selten mit einiger Richtigkeit über seinen Charakter urteilen.

Johann Gottfried Seume (1763–1810)

Nie zeichnet der Mensch den eigenen Charakter schärfer als in seiner Manier, einen fremden zu zeichnen.

Jean Paul (1763–1825)

Am besten erkennt man den Charakter eines Menschen bei Geldangelegenheiten, beim Trinken und im Zorn.

Nach dem »Talmud«

Wir sprechen fast nur denen gesunden Menschenverstand zu, die unserer Meinung sind.

La Rochefoucauld (1613–1680)

Ich habe durch mein ganzes Leben gefunden, daß sich der Charakter eines Menschen aus nichts sicherer erkennen läßt, wenn alle Mittel fehlen, als aus einem Scherz, den er übelnimmt.

Georg Christoph Lichtenberg (1742–1799)

Jeder Mensch hat 3 Charaktere: denjenigen, welchen er zeigt, denjenigen er zu haben glaubt, und denjenigen, welchen er hat.

Oscar II. von Schweden (1829–1907)

Über nichts wird flüchtiger geurteilt als über die Charaktere der Menschen, und doch sollte man in nichts behutsamer sein.

Georg Christoph Lichtenberg (1742–1799)

Das macht den vollendeten Charakter aus: jeden Tag so leben, als wäre es der letzte, und weder erregt noch verkrampft noch unecht zu sein.

Marc Aurel (121–180)

Sei jederzeit darauf bedacht, ein innerlich freier und zugleich guter, schlichter und bescheidener Mensch zu werden!

Marc Aurel (121–180)

Die Körpersäfte haben einen ordnungsgemäßen, geregelten Lauf, der unmerklich unsern Willen weckt und lenkt. Sie sind in beständiger Bewegung und üben ununterbrochen eine geheime Herrschaft in uns aus, so daß sie einen beträchtlichen Anteil an allen unsern Handlungen haben, ohne daß wir darum wissen.

La Rochefoucauld (1613–1680)

Harmonie in allem ist das Ziel, dem der Mensch eifrig nachstreben soll. Wie im Weltall soll sie auch im Menschen, gleichsam einer Welt im Kleinen, vorhanden sein.

Pythagoras (580–496 v. u. Z.)

Die Menschen denken über die Vorfälle des Lebens nicht so verschieden, als sie darüber sprechen.

Georg Christoph Lichtenberg (1742–1799)

Nichts hat der Mensch in sich so sehr zu bezähmen als seine Einbildungskraft, die beweglichste und zugleich gefährlichste aller menschlichen Gemütsgaben.

Johann Gottfried Herder (1744–1803)

Es ist nichts trauriger anzusehen, als das unvermittelte Streben in's Unbedingte in dieser durchaus bedingten Welt; es erscheint im Jahre 1830 vielleicht ungehöriger als je.

Johann Wolfgang von Goethe (1749–1832)

Vollkommenheit ist die Norm des Himmels; Vollkommenes wollen, die Norm des Menschen.

Johann Wolfgang von Goethe (1749–1832)

Der Körper des Menschen erreicht seine optimale Funktion durch Ausgewogenheit (Homoiostase); sein Geist strebt das Absolute an – und schafft sich dadurch nicht selten die Hölle auf Erden.

Es ist merkwürdig, daß die Menschen über die wichtigsten Dinge im Leben so wenig nachdenken.

Graham Greene (geb. 1904)

Der Mensch ist das einzige Geschöpf auf Erden, welches sich den Luxus der Frage nach dem *Warum* erlaubt, und diese Fragestellung ist ein Spezifikum, das den Menschen von anderen Geschöpfen und vom Tier unterscheidet.

Max von Pettenkofer (1818–1901)

Der Mensch ist das einzige Tier, das lacht und weint; denn er ist das einzige Tier, das von dem Unterschied betroffen ist, was die Dinge sind und was sie sein sollten.

Der Mensch ist das einzige Tier, das sich für seine Vorfahren interessiert.

Der Mensch ist ein ernsthaftes Tier; dies beweisen wir bei unserer Arbeit und unserer Ruhe. Wer also immer lächeln und heiter sein kann, der muß ein Affenspiel mit dem Leben getrieben haben.

Friedrich Maximilian Klinger (1752–1831)

Der Mensch ist das einzige Tier, das errötet – oder es wenigstens sollte.

Mark Twain (1835–1910)

Der Mensch ist das einzige Tier, das ein Narr sein kann.

Holbrook Jackson (geb. 1874)

Der Mensch ist das einzige Tier, das feilscht: kein anderes tut das – kein Hund tauscht Knochen mit einem anderen Hund.

Adam Smith (1723–1790)

Wenn auch das Gehen auf 2 Beinen dem Menschen nicht natürlich ist, so ist es doch gewiß eine Erfindung, die ihm Ehre macht.

Georg Christoph Lichtenberg (1742–1799)

Die Evolution des Menschen zur aufrechten Haltung sollte in angemessener Perspektive betrachtet werden: es bedurfte 1 Milliarde Jahre, um den Hexenschuß zu entwickeln.

Aus »Anaesthesia and Analgesia«

Ursprünglich ging der Mensch auf allen Vieren. Er hat sich nur aufgerichtet, um weniger Regen auf den Rücken zu bekommen und mehr Orden auf die Brust heften zu können.

Jean Giraudoux (1882–1944)

Es ist doch sonderbar, wie auch der vortrefflichste Mensch schlechte Eigenschaften haben muß, gleich einem stolz segelnden Schiffe, welches Ballast braucht, um zu seiner Fahrt gehörig schwer zu sein.

Gottfried Keller (1819–1890)

Unser himmlischer Vater erfand den Menschen, weil er vom Affen enttäuscht war.

Mark Twain (1835–1910)

Die Menschen sind nicht immer, was sie scheinen, aber selten etwas Besseres.

Gotthold Ephraim Lessing (1729–1781)

Man nehme dem Bischof sein Ornat, dem Richter seine Perücke oder dem Kirchspieldiener seinen dreieckigen Hut, und was wären sie? Menschen – bloße Menschen. Würde, und bisweilen sogar Heiligkeit, hängen mehr von Röcken und Westen ab als viele Leute sich träumen lassen.

Charles Dickens (1812–1870)

Man darf anders denken als seine Zeit, aber man darf sich nicht anders kleiden.

Marie von Ebner-Eschenbach (1830–1916)

Jeder Mensch hat auch seine moralische backside, die er nicht ohne Not zeigt und die er so lange als möglich mit den Hosen des guten Anstandes zudeckt.

Arthur Schopenhauer (1788–1860)

Zum Wesen des Menschen gehört es, nicht vollkommen zu sein.

Papst Pius VI. (1717–1799)

Nur großen Menschen kommt es zu, große Fehler zu haben.

La Rochefoucauld (1613–1680)

Homo sum, humani nihil a me alienum puto.
(Ich bin ein Mensch, und nichts Menschliches ist mir fremd).

Terenz (190–159 v. u. Z.)

Es gibt Menschen, die vor lauter Vortrefflichkeit unausstehlich sind.

Die Menschen können in 3 Gruppen eingeteilt werden: die die Dinge anpacken, die dabei zusehen und die, die sich wundern, daß etwas geschieht.

Eines der traurigsten Dinge im Leben ist, daß ein Mensch viele gute Taten tun muß, um zu beweisen, daß er tüchtig ist, aber nur einen Fehler zu begehen braucht, um zu beweisen, daß er nichts taugt.

Der vernünftige Mensch paßt sich der Welt an, der unvernünftige besteht auf dem Versuch, die Welt sich anzupassen.

George Bernard Shaw (1856–1950)

Das sind auch nicht immer die schlechtesten Menschen, die störrisch sind.

Immanuel Kant (1724–1804)

Eins ist der Mensch, und was anderes die Personalakte.

Konstantin Simonow (1915–1979)

Ein Intellektueller ist ein Mensch, der über seinen Intelligenzquotienten hinaus erzogen wurde.

James Brander Matthews (1852–1929)

Niemand kann mehr und niemand soll weniger sein als – ein Mensch.

Carl Gustav Jochmann (1789–1830)

Was aber sei denn der Humanismus? Liebe zum Menschen sei er, nichts weiter, und damit sei er auch Politik, sei er auch Rebellion gegen alles, was die Idee des Menschen besudele und entwürdige.

Thomas Mann (1875–1955)

Wer glaubt, so sehr sich selbst zu genügen, daß er alle übrigen missen kann, irrt sehr; wer aber glaubt, daß man ihn nicht missen kann, irrt noch mehr.

La Rochefoucauld (1613–1680)

Die Menschen sind aufeinander angewiesen: bessere oder dulde sie!

Marc Aurel (121–180)

Wir Menschen werden wundersame Wege geführt. Wir sollten für einen jeden Duldung und Hoffnung haben, einen jeden versuchen lassen, was noch aus ihm werden kann. Solange das Leben währt, ist Hoffnung für jeden da.

Thomas Carlyle (1795–1881)

Die sechs wichtigsten Wörter: »Zugegeben, ich habe einen Fehler gemacht.«
Die fünf wichtigsten Wörter: »Du leistet eine gute Arbeit.«
Die vier wichtigsten Wörter: »Was ist Deine Meinung?«
Die drei wichtigsten Wörter: »Sei so freundlich!«
Die zwei wichtigsten Wörter: »Danke schön!«
Das wichtigste Wort: »Wir«.
Das unwichtigste Wort: »Ich«.

1. Nimm Dir Zeit, freundlich zu sein – es bedarf nur eines Lächelns und eines freundlichen Wortes.

2. Nimm Dir Zeit zu geben – es bringt Dir Ruhe und Zufriedenheit.

3. Nimm Dir Zeit zu lachen – es ist die beste Musik für die Seele.

4. Nimm Dir Zeit zum Nachdenken – es legt den Samen für zukünftige Leistungen.

5. Nimm Dir Zeit zum Lesen – es ist die Grundlage der Weisheit.

6. Nimm Dir Zeit zum Arbeiten – es ist der Preis des Erfolges.

7. Nimm Dir Zeit zum Spielen – es ist das Geheimnis andauernder Jugend.

8. Nimm Dir Zeit zu lieben und geliebt zu werden – es ist ein von Gott verliehenes Privileg.

9. Nimm Dir Zeit zu planen – es ist die größte Kraft auf Erden.

Bildung und Wissen

Bildung ist das Bewußtsein der Zusammenhänge.

Einseitige Bildung ist keine Bildung. Man muß zwar von einem Punkt aus – aber nach mehreren Seiten hingehen.

Johann Wolfgang von Goethe (1749–1832)

Ein Mensch soll lernen, später versteht er.

Aus dem »Talmud«

Wer glaubt, auch ohne Besitz einer gründlichen Bildung das große Los einer Entdeckung gewinnen zu können, ist ein Narr.

Kurt Goerttler (1898–1983)

Der Mensch ist, was er als Mensch sein soll, erst durch Bildung.

Friedrich Hegel (1770–1831)

Wissenschaft und Bildung haben viel erreicht, aber die Bildung hinkt hinterher.

Charles H. Mayo (1865–1939)

Nicht Überladung mit totem Wissen, sondern Läuterung und Stärkung des sittlichen Gefühls ist der höchste Zweck der Erziehung.

Lucian (um 120–180)

Durch Erziehung wird der Mensch erst wahrhaft Mensch.

Platon (427–347 v. u. Z.)

Lernen ist wie Rudern gegen den Strom,
sobald man aufhört, treibt man zurück.

Laotse (geb. um 300 v. u. Z.)

Wer sein Wissen angleichen will dem Wissen anderer, dringt nie in die Tiefe und ist verdammt zur Seichtheit.

Dschuang Dse (370–280 v. u. Z.)

Was man nicht versteht, besitzt man nicht.

Johann Wolfgang von Goethe (1749–1832)

Je mehr ich lerne, desto mehr sehe ich ein, wie nur eine gute Grundlage in der Jugend das Glück der späteren Tage hervorrufen kann.

Gottfried Keller (1819–1890)

Denn der Mensch ist an allem, was er in seinem Speicher Gehirn an Wissen, Wertungen und Emotionen einbringt, keineswegs nur selbst beteiligt; das ist immer sehr wesentlich auch seine Gesellschaft.

Max Steenbeck (1904–1981)

Jeder von uns wird mehr oder weniger beeinflußt von dem intellektuellen Medium, in dem er sich vorzugsweise bewegt.

Friedrich Engels (1820–1895)

Eines der größten Probleme der Erziehung ist, wie man die Unterwerfung unter den gesetzlichen Zwang mit der Fähigkeit, sich seiner Freiheit zu bedienen, vereinigen könne.

Immanuel Kant (1724–1804)

Mit dem Dressieren ist es noch nicht ausgerichtet, sondern es kommt vorzüglich darauf an, daß Kinder denken lernen. Das geht auf die Prinzipien hinaus, aus denen alle Handlungen entspringen.

Immanuel Kant (1724–1804)

Zum Wesen einer wertvollen Erziehung gehört es ferner, daß das selbständige kritische Denken im jungen Menschen entwickelt wird, eine Entwicklung, die weitgehend durch Überbürdung mit Stoff gefährdet wird.

Albert Einstein (1879–1955)

Es gibt keine andere vernünftige Erziehung als Vorbild sein, wenn's nicht anders geht, ein abschreckendes.

Albert Einstein (1879–1955)

Die gewöhnlichen Leute sind bloß darauf bedacht, die Zeit zuzubringen; wer irgend ein Talent hat – sie zu benutzen.

Arthur Schopenhauer (1788–1860)

Bildung: was dem Klugen zeigt, wie wenig er kann, und dem Dummen die Illusion gibt, viel zu können.

Julian Tuwim (1894–1953)

Zuviel Talent kann man nicht haben, aber zu viele Talente.

Marie von Ebner-Eschenbach (1830–1916)

Genug weiß niemand, zu viel so mancher.

Marie von Ebner-Eschenbach (1830–1916)

Der Mensch muß sich in der Welt selbst forthelfen; und dies ihn lehren – ist unsere Aufgabe.

Johann Heinrich Pestalozzi (1746–1827)

Wer in dieser Welt leben will, muß sich tummeln.

Molière (1622–1673)

Ausbildung verhindert Einbildung.

Bildung ist keine Sache, die nach Nutzung ihren Wert verliert.

Die Intelligenz besteht darin, daß wir die Ähnlichkeit der verschiedenen Dinge und die Verschiedenheit der ähnlichen erkennen.

Montesquieu (1689–1755)

Die Regel verstehen ist das Erste, sie ausüben lernen ist das Zweite.

Arthur Schopenhauer (1788–1860)

Wissen allein ist nicht das Ziel, die Bestimmung des Menschen. Wir lernen nicht nur, um zu wissen! Die Handlung, die Wirksamkeit allein bieten dem Menschen einen würdigen Zweck des Lebens.

Hermann von Helmholtz (1821–1894)

Ein Mensch ohne Wissenschaft ist wie ein Soldat ohne Degen, wie ein Acker ohne Regen; er ist wie ein Wagen ohne Räder, wie ein Schreiber ohne Feder; Gott selbst mag die Eselsköpfe nicht leiden.

Abraham a Santa Clara (1644–1709)

Aller Anfang ist leicht und die letzten Stufen werden am schwersten und seltensten erstiegen.

Johann Wolfgang von Goethe (1749–1832)

Der größte Feind des Wissens ist nicht der Irrtum, sondern die Trägheit.

Henry Thomas Buckle (1821–1862)

Eine gute Schule verleiht Wissen nicht dazu, daß ihre Schüler andern überlegen sein könnten. Sie verleiht überlegenes Wissen.

Bertolt Brecht (1898–1956)

Das Lernen ist ein Schleifstein der Persönlichkeit.

Tschu-Hi (1130–1200)

Vernunft annehmen kann niemand, der nicht schon welche hat.

Marie von Ebner-Eschenbach (1830–1916)

Die Wissenschaft zündet kein Licht im Menschen an, wenn seine Seele keinen Brennstoff hat.

Michel de Montaigne (1533–1592)

Wen das Wort nicht schlägt, den schlägt auch der Stock nicht.

Sokrates (469–349 v. u. Z.)

Ein Mensch ohne Verstand ist auch ein Mensch ohne Willen. Nur wer denkt, ist frei und selbständig.

Ludwig Feuerbach (1804–1872)

Die wahre Bildung besteht nicht in totem Wissen und leerem Gedächtniskram, sondern in lebendiger Entwicklung des Gemütes und der Urteilskraft.

Ernst Haeckel (1834–1919)

Büchergelehrsamkeit vermehrt zwar die Kenntnisse, aber erweitert nicht den Begriff und die Einsicht, wo nicht Vernunft dazu kommt.

Immanuel Kant (1724–1804)

Wissen zu erwerben, ohne über das Erlernte nachzudenken, ist sinnlos; nur nachzudenken, ohne zu lernen, führt zu gefährlichen Überlegungen.

Confuzius (551–478 v. u. Z.)

Es ist besser wenig, aber dieses Wenige gründlich zu wissen, als viel und obenhin, denn endlich wird man doch das Seichte in diesem letzten Fall gewahr.

Immanuel Kant (1724–1804)

Mittelmäßige Leute besitzen oft das meiste erworbene Wissen.

Claude Bernard (1813–1878)

Strebe nicht, alles zu wissen, damit du nicht in allem unwissend wirst!

Demokrit (460–370 v. u. Z.)

Um die Dinge zu kennen, muß man sie in allen Einzelheiten kennen, und da diese fast unendlich sind, so bleiben unsere Kenntnisse stets oberflächlich und unvollständig.

La Rochefoucauld (1613–1680)

(Aiunt) multum legendum esse, non multa.
(Man sagt, viel sei zu lesen, nicht vielerlei.)

Plinius d. Ä. (23–79)

Es ist nie daran zu denken, daß die Vernunft populär werde. Leidenschaften und Gefühle mögen populär werden, aber die Vernunft wird immer nur im Besitz einzelner Vorzüglicher sein.

Johann Wolfgang von Goethe (1749–1832)

Es ist nicht genug zu wissen, man muß auch anwenden; es ist nicht genug zu wollen, man muß auch tun.

Johann Wolfgang von Goethe (1749–1832)

Ich verehre den Menschen, der deutlich weiß, was er will, unablässig vorschreitet, die Mittel zu seinem Zwecke kennt und sie zu ergreifen und zu brauchen weiß; inwiefern sein Zweck groß oder klein sei, Lob oder Tadel verdiene, das kommt bei mir erst nachher in Betrachtung.

Johann Wolfgang von Goethe (1749–1832)

Eines der Anzeichen wirklich gebildeter Leute und eines auf breiter Basis gebildeten Volkes ist das Fehlen von Vorurteilen.

Charles H. Mayo (1865–1939)

Diejenigen, die sich für Praxis ohne Wissen begeistern, sind wie Seeleute, die ohne Steuer und Kompaß ein Schiff besteigen und nie ganz sicher sind, wohin sie fahren.

Leonardo da Vinci (1452–1519)

Dem, was ich geschaut, gehört, gelernt habe, gebe ich den Vorrang.

Heraklit (544–483 v. u. Z.)

Man muß schon sehr ungebildet sein, wenn man sich ohne großes Wissen sicher fühlen will.

Werner Reinowski (geb. 1908)

Jede Person hat zwei Erziehungen: die eine, die sie von anderen erhält, und die andere, die wichtigere, die sie sich selbst gibt.

Edward Gibbon (1737–1794)

Ist das Denken eine gesellschaftliche Funktion oder eine des Hirns?

Stanisław Jerzy Lec (1909–1966)

Es ist gar verwunderlich mit der sogenannten Bildung; sie ist oft gar nichts als ein simpler Kleister über eine rohe Natur.

Jeremias Gotthelf (1749–1832)

Für das Können gibt es nur einen Beweis: das Tun.

Marie von Ebner-Eschenbach (1830–1916)

Klugheit

Wissen, Mut, Fleiß, Kraft und Standhaftigkeit sind die fünf treuen Freunde des Klugen; mit ihnen kann er in diesem Leben bestehen.

Indische Spruchweisheit

Bevor er etwas tue oder unterlasse, erwäge ein Kluger, womit sein Tun zusammenhängen und welche Folgen es haben könnte; auch bedenke er das Ausmaß der dafür nötigen eigenen Anstrengung.

Indische Spruchweisheit

Daran vor allem erkennt man den Klugen, daß er schnell begreift, geduldig zuhört, daß er nicht nach eigener, sondern gemäß einer tieferen Einsicht seinen Pflichten obliegt und daß er sich nicht ungebeten um die Angelegenheiten anderer kümmert.

Indische Spruchweisheit

Der Kluge unternimmt nichts Umögliches, tut nichts Untunliches, spricht nichts Unwahres und überläßt sich nicht der Trägheit.

Indische Spruchweisheit

Hüte und pflege dein Urteilsvermögen; in ihm liegen allein die Voraussetzungen dafür, daß sich in deine Vernunft keine Vorstellung einschleicht, die mit den Grundgesetzen der Schöpfung und der Bestimmung des vernunftbegabten Lebewesens in Widerspruch steht.

Marc Aurel (121–180)

Wer klug ist, stellt seinen Mut nur dann unter Beweis, wenn die Stunde dafür geschlagen hat. Mutiges Auftreten am unrechten Ort und zu unrechter Zeit bringt nichts ein.

Indische Spruchweisheit

Nicht der ist vernünftig, der durch Zufall das Vernünftige findet, sondern der es kennt, wählt und daran Gefallen findet.

La Rochefoucauld (1613–1680)

Der Mensch hat dreierlei Wege, klug zu handeln; erstens durch Nachdenken, das ist der edelste, zweitens durch Nachahmen, das ist der leichteste und drittens durch Erfahrung, das ist der bitterste.

Confuzius (551–478 v. u. Z.)

Ob ein Mensch klug ist, erkennt man viel besser an seinen Fragen als an seinen Antworten.

François G. de Lévis (1720–1781)

Gegenwärtiger Freuden zu entsagen und auf zukünftige zu hoffen ist nicht kluger Leute Art.

Indische Spruchweisheit

Es ist leichter, für andere als für sich selbst klug zu sein.

La Rochefoucauld (1613–1680)

Man erteilt der Klugheit alles erdenkliche Lob; dennoch vermag sie, so groß sie auch sei, uns kaum vor dem geringsten Unheil zu schützen.

La Rochefoucauld (1613–1680)

Der Hauptfehler des Scharfsinns ist nicht, daß er nicht zum Ziel gelangt, sondern daß er darüber hinausschießt.

La Rochefoucauld (1613–1680)

Seid nicht zu klug, sondern seid mit Maßen klug.

Michel de Montaigne (1533–1592)

Man kann schlauer sein als ein anderer, nicht aber schlauer als alle anderen.

La Rochefoucauld (1613–1680)

Die Superklugheit ist eine der verächtlichsten Arten von Unklugheit.

Georg Christoph Lichtenberg (1742–1799)

Der Mensch vermeidet es gewöhnlich, einem anderen Klugheit zuzuschreiben – wenn es sich nicht etwa um einen Feind handelt.

Albert Einstein (1879–1955)

Die Menge kann tüchtige Menschen nicht entbehren, und die Tüchtigen sind ihnen jederzeit zur Last.

Johann Wolfgang von Goethe (1749–1832)

Weisheit

Der erste Schritt zur Weisheit: zu erkennen, was falsch ist, der zweite: zu wissen, was wahr ist.

Lactantius (um 300)

Weisheit ist ein ungewöhnlicher Grad gesunden Menschenverstandes.

William R. Inge (1860–1954)

Die Weisheit ist nur in der Wahrheit.

Johann Wolfgang von Goethe (1749–1832)

Wahre Weisheit verläßt den Kopf nie.

Stanisław Jerzy Lec (1909–1966)

Weiser werden heißt immer mehr und mehr und mehr die Fehler kennenlernen, denen dieses Instrument, womit wir empfinden und urteilen, unterworfen sein kann. Vorsichtigkeit im Urteilen ist, was heutzutage allen und jedem zu empfehlen ist. Gewönnen wir alle 10 Jahre nur eine unstreitige Wahrheit von jedem philosophischen Schriftsteller, so wäre unsere Ernte immer reich genug.

Georg Christoph Lichtenberg (1742–1799)

Der W e g z u r W e i s h e i t (Wie wird man weise?)

Irre dich und irre dich wieder,
aber immer seltener und seltener.
(Err and err and err again, but less and less and less).

Piet Hein
(zeitgenössischer dänischer Autor)

Sieh genau auf die Seelen der Menschen und beobachte, welchen Dingen die Weisen ausweichen, welchen sie folgen.

Marc Aurel (121–180)

Ein weiser Mensch sieht so viel, wie er benötigt, nicht so viel, wie er kann.

Michel de Montaigne (1533–1592)

Geist ist wie ein Fallschirm – er funktioniert nur, wenn er offen ist.

Thomas R. Dewar (1864–1930)

Wer ist weise?	Wer von jedermann lernt.
Wer ist stark?	Wer sich selbst überwindet.
Wer ist reich?	Wer sich mit dem Seinigen begnügt.
Wer ist achtbar?	Wer die Menschen achtet.

Nach dem »Talmud«

Die beharrliche, konzentrierte Aufmerksamkeit ist das sichere Merkmal eines bedeutenden Geistes, während Übereilung, Verwirrung und Unruhe einzig die Symptome schwacher Charaktere sind.

Earl of Chesterfield (1694–1773)

Menschen sind weise nicht proportional zu ihrer Erfahrung, sondern zu ihrer Fähigkeit, Erfahrungen zu machen.

George Bernard Shaw (1856–1950)

Vergänglich sind Jugend, Schönheit, Leben, Reichtum, Gesundheit und Freundschaften: Wer weise ist, hänge sich nicht zu sehr daran.

Indische Spruchweisheit

Dem Streben, Weisheit und Macht zu vereinigen, war nur selten und nur auf kurze Zeit Erfolg beschieden.

Albert Einstein (1879–1955)

Wer den weitesten Horizont hat, hat meist die schlechteste Aussicht.

Stanisław Jerzy Lec (1909–1966)

Nur mit dem Erfolg kommt der Ruf, weise zu sein.

Euripides (485–406 v. u. Z.)

Stets äußert sich der Weise leise,
vorsichtig und bedingungsweise.

Wilhelm Busch (1832–1908)

Nicht mit körperlicher Kraft, Gewandheit oder Schneidigkeit wird Großes ausgeführt, sondern mit dem Gedanken geistiger Überlegenheit und Geltendmachen der Ansicht.

Cicero (106–43 v. u. Z.)

Es sind immer diejenigen, die wenig wissen, und nicht diejenigen, die viel wissen, welche mit der größten Bestimmtheit behaupten, dieses oder jenes Problem werde durch die Wissenschaft niemals gelöst werden.

Charles Darwin (1809–1882)

Die Öffentlichkeit hat eine unersättliche Neugier, alles zu wissen, nur nicht das Wissenswerte.

Oscar Wilde (1856–1900)

Ohne schöpferische, selbständig denkende und urteilende Persönlichkeiten ist eine Höherentwicklung der Gesellschaft ebensowenig denkbar wie die Entwicklung der einzelnen Persönlichkeit ohne den Nährboden der Gemeinschaft.

Albert Einstein (1879–1955)

Derjenige, der sich mit Einsicht für beschränkt hält, ist der Vollkommenheit am nächsten.

Johann Wolfgang von Goethe (1749–1832)

Die höchste Erkenntnis ist nicht die, daß man nichts weiß, sondern die, daß man unterscheidet zwischen dem Bekannten und dem Unbekannten, daß man weiß, was man weiß und was man nicht weiß.

Eugen Bleuler (1857–1939)

Von der Torheit

Dummheit befreit nicht vom Denken.

Stanisław Jerzy Lec (1909–1966)

Eigensinn ist die Energie der Dummen.

Arabische Spruchweisheit

Immer recht haben – immer voranmarschieren – keinen Zweifel kennen – sind das nicht die großen Eigenschaften, mit deren Hilfe die Torheit in der Welt voranmarschiert?

William Makepeace Thackerey (1811–1863)

Einen Toren nennen die Weisen den, der ungelehrt und zugleich hochmütig ist, der arm und zugleich stolz ist, und den, der glaubt, ohne Arbeit zu Wohlstand kommen zu können.

Indische Spruchweisheit

Die Bereitschaft, auf alle Fragen zu antworten, ist ein untrügliches Zeichen der Dummheit.

Saul Bellow (geb. 1915)

Ein Kluger bemerkt alles,
Ein Dummer macht über alles eine Bemerkung.

Heinrich Heine (1797–1856)

Dummheit ist ansteckend, Verstand wächst sich kaum zur Epidemie aus.

Kazimierz Bartoszewicz (1852–1930)

Anfangen und gleich vollendet sein, das gestatten sich nur die Blasierten und Ahnungslosen und Dummköpfe, obgleich vollendet dumm sein in unserer Zeit auch wiederum gar nicht so leicht ist.

Max Walter Schulz (geb. 1921)

Jeder Mensch kann irren; im Irrtum verharren wird nur der Tor.

Cicero (106–43 v. u. Z.)

Jeder Dumme ist fest überzeugt – und jeder fest Überzeugte ist dumm: Je irriger sein Urteil, desto größer sein Starrsinn.

Baltasar Gracián (1601–1658)

Ein Tor ist, wer in der Kindheit nur an Vater und Mutter, in der Jugend nur an seine Geliebte, im Alter nur an seine Kinder, niemals aber an sich selbst denkt.

Indische Spruchweisheit

Die Mängel großer Leute sind der Trost der Dummköpfe.

Isaac Disraeli (1766–1848)

Ein guter Mensch zu sein gilt hierzulande
als Dummheit, wenn nicht gar als Schande.

Erich Kästner (1899–1974)

Ein Mann von Verstand wäre oft in großer Verlegenheit ohne die Gesellschaft von Dummen.

La Rochefoucauld (1613–1680)

Gott hat der Intelligenz der Menschen Grenzen gesetzt, nicht ihrer Dummheit.

Elbert Hubbard (1856–1915)

Man hält die Menschen gewöhnlich für gefährlicher als sie sind. Toren und gescheite Leute sind gleich unschädlich. Nur die Halbnarren und Halbweisen, das sind die gefährlichsten.

Johann Wolfgang von Goethe (1749–1832)

Der Gescheitere gibt nach! Ein unsterbliches Wort. Es begründet die Weltherrschaft der Dummheit.

Marie von Ebner-Eschenbach (1830–1916)

Die Majorität der Dummen ist unüberwindbar und für alle Zeiten gesichert. Der Schrecken ihrer Tyrannei ist indessen gemildert durch Mangel an Konsequenz.

Albert Einstein (1879–1955)

Keine Dummköpfe sind so unbequem wie die, die Geist haben.

La Rochefoucauld (1613–1680)

Von allen Spielarten der Dummheit ist ihre Paarung mit dem Ehrgeiz die gefährlichste.

Ehrgeiz ist das letzte Refugium des Mißerfolges.

Oscar Wilde (1856–1900)

Wer klug und ehrlich, mit dem kann man sich zusammentun; wer klug und falsch ist, vor dem muß man sich hüten; wer dumm und ehrlich ist, der ist zu bemitleiden, aber wer dumm und falsch ist, dem sollte man auf jeden Fall aus dem Wege gehen.

Indische Spruchweisheit

Disziplin ist die Fähigkeit, dümmer zu erscheinen als der Chef.

Hanns Schwarz (1898–1977)

Kluge Leute lernen aus den Fehlern anderer, der Durchschnitt aus den eigenen Fehlern, der Dumme noch nicht einmal das.

Große Geister haben stets heftige Gegnerschaft in den Mittelmäßigen gefunden. Diese letzteren können es nicht verstehen, wenn ein Mensch sich nicht gedankenlos ererbten Vorurteilen unterwirft, sondern ehrlich und mutig seine Intelligenz gebraucht und die Pflicht erfüllt, die Ergebnisse seines Denkens in klarer Form auszusprechen.

Albert Einstein (1879–1955)

Mißtrauen, Neid und Vorurteil

Mißtrauen ist eine schlechte Rüstung, die mehr hindern kann als schirmen.

Lord Byron (1788–1824)

Heftigen Ehrgeiz und Mißtrauen habe ich noch allemal beisammen gesehen.

Georg Christoph Lichtenberg (1742–1799)

Man traue nicht einem, der uns nicht traut, und selbst einem, der uns traut, bringe man nicht allzu viel Vertrauen entgegen. Stets wollen wir die anderen dazu bringen, uns zu vertrauen, nie aber selbst den anderen trauen.

Indische Spruchweisheit

Das sicherste Zeichen für angeborene Charakterstärke ist, frei von Neid zu sein.

La Rochefoucauld (1613–1680)

Man soll niemanden beneiden. Denn die Guten verdienen den Neid nicht, die Schlechten aber schaden sich selbst um so mehr, je mehr sie Erfolg haben.

Epikur (341–271 v. u. Z.)

Ein Zeichen außerordentlicher Verdienste ist, wenn der giftige Neid sie loben muß.

La Rochefoucauld (1613–1680)

Ein Urteil läßt sich widerlegen, aber niemals ein Vorurteil.

Marie von Ebner-Eschenbach (1830–1916)

Wer sich selbst nichts vormacht, wird der Neigung widerstehen, anderen etwas vorzumachen.

Albert Krecke (1863–1932)

Manche Leute sind gerade noch aufgeklärt genug, um an Gespenster nicht zu glauben, aber immerhin in Zweifel, ob nicht vor 100 Jahren noch welche existiert haben.

Arthur Schnitzler (1862–1931)

Glück

Die Herrlichkeit der Welt ist immer adäquat der Herrlichkeit des Geistes, der sie betrachtet.

Heinrich Heine (1797–1856)

Glücklich sein heißt, einen guten Dämon in der Brust haben oder eine auf das Gute ausgehende Vernunft.

Marc Aurel (121–180)

Der Maßstab, den wir an die Dinge legen, ist das Maß unseres eigenen Geistes.

Marie von Ebner-Eschenbach (1830–1916)

Glücklich, wem von allen Gaben
klaren Sinn die Götter gaben.

Sophokles (496–406 v. u. Z.)

Das Glück ist in uns, sonst nirgends.

Wenn man seine Ruhe nicht in sich selbst findet, ist es unnütz, sie anderswo zu suchen.

La Rochefoucauld (1613–1680)

Das Glück ist keine leichte Sache: Es ist sehr schwer, es in uns und unmöglich, es anderswo zu finden.

Nicolas Chamfort (1741–1794)

Glücklich der, der seinen Beruf erkannt hat, er verlange nach keinem anderen Glück. Er hat seine Arbeit und Lebensaufgabe und wird ihnen obliegen.

Thomas Carlyle (1795–1881)

Das Ausfüllen der Zeit durch planmäßig fortschreitende Beschäftigungen, die einen großen beabsichtigten Zweck zur Folge haben, ist das einzige sichere Mittel, seines Lebens froh und dabei doch auch lebenssatt zu werden.

Immanuel Kant (1724–1804)

Das ganze Glück des Menschen besteht darin, bei anderen Achtung zu genießen.

Blaise Pascal (1623–1662)

Nicht was die Dinge objektiv und wirklich sind, sondern was sie für uns, in unserer Auffassung sind, macht uns glücklich oder unglücklich.

Arthur Schopenhauer (1788–1860)

Wir empfinden unser Glück und Unglück nur nach dem Maßstab unserer Eigenliebe.

La Rochefoucauld (1613–1680)

Das Glück liegt in der eigenen Bewertung, nicht in der Sache selbst, und der Besitz dessen, was man selbst liebt, nicht dessen, was andere lieben, macht glücklich.

La Rochefoucauld (1613–1680)

Nie soll der Mensch sich selbst gering achten; wer kein Selbstvertrauen hat, hat kein Glück im Leben.

Indische Spruchweisheit

Wer freudig tut und sich des Getanen freut, ist glücklich.

Johann Wolfgang von Goethe (1749–1832)

Wo man tatkräftig ans Werk geht und wo Trägheit nicht aufkommt, wo Klugheit und Mut zusammengehen, da waltet sicher volles Glück.

Indische Spruchweisheit

Wie steht es mit der Zufriedenheit während dem Leben? – Sie ist dem Menschen unerreichbar: weder in moralischer (mit sich selbst, im Wohlverhalten, zufrieden zu sein) noch in pragmatischer Hinsicht (mit seinem Wohlbefinden, was er sich durch Geschicklichkeit und Klugheit zu verschaffen denkt). Die Natur hat den Schmerz zum Stachel der Tätigkeit in ihn gelegt, dem er nicht entgehen kann, um immer zum Bessern fortzuschreiten, und auch im letzten Augenblicke des Lebens ist die Zufriedenheit mit dem letzten Abschnitte desselben nur komparativ (teils indem wir uns mit dem Lose anderer, teils auch mit uns selbst vergleichen) so zu nennen; nie aber ist sie rein und vollständig.

Immanuel Kant (1724–1804)

Für unser Lebensglück ist demnach das, was wir sind, die Persönlichkeit, durchaus das erste und wesentlichste.

Arthur Schopenhauer (1788–1860)

Kommt zu einem schmerzlosen Zustand noch die Abwesenheit der Langeweile, so ist das irdische Glück im Wesentlichen erreicht; denn das übrige ist Chimäre.

Arthur Schopenhauer (1788–1860)

Glück ein Leben lang! Kein lebender Mensch könnte es ertragen, es wäre die Hölle auf Erden.

George Bernard Shaw (1856–1950)

Nichts ist den Menschen gefährlicher als eine plötzliche Glückssträhne.

Marcus Fabius Quintilian (um 35–96)

Das Glück ist nur dem hold, der darauf vorbereitet ist.

Louis Pasteur (1822–1895)

Es ist ein schweres Amt, des Glückes Günstling zu sein, und keiner hat's bis an den Tod behauptet.

Ulrich von Hutten (1488–1523)

Man bedarf größerer Tugenden, um das Glück zu ertragen als das Unglück.

La Rochefoucauld (1613–1680)

Erfolg ist, das zu bekommen, was man wünscht; Glücklichsein ist, zu wünschen, was man bekommt.

Aus »Anaesthesia and Analgesia«

Wenn das Glück jemand zu sehr begünstigt, macht es ihn zum Narren.

Publilius Syrus (1. Jahrhundert v. u. Z.)

Wenn jemand die Hälfte seiner Wünsche erfüllt bekäme, würde er nur seine Sorgen verdoppeln.

Benjamin Franklin (1706–1790)

Bevor man sich etwas sehnlich wünscht, sollte man ergründen, wie es um das Glück dessen steht, der das Ersehnte besitzt.

La Rochefoucauld (1613–1680)

Man muß es mit Fortuna halten wie mit der Gesundheit; froh sein, wenn sie es gut mit uns meint, Geduld haben, wenn sie uns übel mitspielt, und zu gewaltsamen Mitteln nur im äußersten Notfall greifen.

La Rochefoucauld (1613–1680)

Um uns ein Glück, das uns gleichgültig scheint, recht fühlbar zu machen, müssen wir immer denken, daß es verloren sei und daß wir es diesen Augenblick wieder erhielten. Es gehört aber etwas Erfahrung in allerlei Leiden dazu, um diese Versuche glücklich anzustellen.

Georg Christoph Lichtenberg (1742–1799)

Der Mensch ist von Natur ehrgeizig und argwöhnisch und versteht nicht, seinem Glück Maß zu geben.

Niccolò Machiavelli (1469–1527)

Um das Unglück anderer zu ertragen, haben wir alle genug Seelenstärke.

La Rochefoucauld (1613–1680)

Wenn ein Mangel an Glück in dieser Welt besteht, dann deswegen, weil mehr Menschen am Glück teilhaben wollen als an seiner Erzeugung.

Was in der Reichweite der Menschen liegt, bewegt sie nicht; was ihnen unerreichbar ist, begehren sie.

Niccolò Machiavelli (1469–1527)

Es ist niemals aus den Augen zu lassen, daß, in welcher Art es auch sei, man keine sehr hohen Ansprüche an die Glückseligkeit des Lebens und die Vollkommenheit der Menschen machen müsse; denn derjenige, welcher jederzeit nur etwas Mittelmäßiges erwartet, hat den Vorteil, daß der Erfolg selten seine Hoffnung widerlegt, dagegen bisweilen ihn auch wohl unvermutete Vollkommenheiten überraschen.

Immanuel Kant (1724–1804)

Wer der Vernunft in allem folgt, ist ruhig und dabei doch beweglich, strahlend heiter und dabei doch von verhaltenem Ernst.

Marc Aurel (121–180)

Zieh dich in dich selbst zurück! Die in uns zur Herrschaft bestimmte Vernunft ist darauf angelegt, ihr Genügen in sich selbst zu finden, wenn sie das Rechte tut und dabei Frieden in ihrer Seele hat.

Marc Aurel (121–180)

Das Glück gehört denen, die sich selber genügen.

Aristoteles (384–322 v. u. Z.)

Diese jetzige Zeit ist, wie alle Zeiten, eine sehr gute Zeit, wenn wir nur wissen, damit etwas anzufangen.

Ralph Waldo Emerson (1803–1882)

Glück: ein gutes Bankkonto, ein guter Koch und gute Verdauung.

Jean-Jacques Rousseau (1712–1778)

Der Mensch soll nicht über seine Zeit klagen, dabei kommt nichts heraus. Die Zeit ist schlecht: wohlan er ist da, sie besser zu machen.

Thomas Carlyle (1795–1881)

Große Menschen bleiben in jeder Lebenslage sich selber gleich. Sie ändern sich nicht, mag das Glück sie erheben oder niederwerfen, sondern behalten ihren festen Sinn, der so eng verbunden ist mit ihrer Art zu leben, daß jedermann leicht erkennt, das Schicksal hat keine Macht über sie.

Niccolò Machiavelli (1469–1527)

Glücklich zu werden ist des Menschen Streben hienieden. Sein Unglück ist, daß er nicht weiß, was Glück ist.

Es wäre eine Aufgabe der Wissenschaft, herauszufinden, wie des Menschen Glück beschaffen sein müßte, damit er es sowohl erreichen als auch ertragen könnte.

Peter Bamm (1897–1975)

Alter

Altern ist eine unausweichliche physiologische Veränderung des Organismus mit fortschreitendem Verlust der Anpassungsfähigkeit.

Eilig verschwindet die Zeit, unmerklich beschleicht uns das Alter.

Ovid (43 v. u. Z.–17)

Alter schützt vor Torheit nicht, doch es verhindert Schwangerschaft.

Norwegische Spruchweisheit

Nicht den Jüngling soll man glücklich schätzen, sondern den Greis, der ein gutes Leben geführt hat. Denn wer noch jung ist in der Blüte der Jahre, wird vom Zufall vielfach hin und her geworfen und ändert seinen Sinn. Der Greis dagegen ist im Alter wie in einem Hafen vor Anker gegangen und hat die Güter, auf die er früher nicht zu hoffen wagte, in seiner dankbaren Erinnerung sicher verwahrt.

Epikur (341–271 v. u. Z.)

Den Rest der dir noch beschiedenen Zeit mußt du nach den Gesetzen der Natur zu Ende leben, als hättest du nur bis zu diesem Augenblick gelebt und wärest bereits gestorben.

Marc Aurel (121–180)

Alt werden heißt sehend werden.

Marie von Ebner-Eschenbach (1830–1916)

Alt werden ist nichts anderes als eine schlechte Gewohnheit, die ein beschäftigter Mann keine Zeit hat anzunehmen.

André Maurois (1885–1967)

Das Zeitalter der Gelangung des Menschen zum vollständigen Gebrauch seiner Vernunft kann in Ansehung seiner Geschicklichkeit (Kunstvermögen zu beliebiger Absicht) etwa ins zwanzigste, das in Ansehung der Klugheit (andere Menschen zu seinen Absichten zu brauchen) ins vierzigste, endlich das der Weisheit etwa im sechzigsten anberaumt werden, in welcher letzteren Epoche aber sie mehr negativ ist, alle Torheiten der beiden ersteren einzusehen; wo man sagen kann: »es ist schade, alsdann sterben zu müssen, wenn man nun allererst gelernt hat, wie man recht gut hätte leben sollen«, und wo selbst dieses Urteil noch selten ist, indem die Anhänglichkeit am Leben desto stärker wird, je weniger es, sowohl im Tun als Genießen, Wert hat.

Immanuel Kant (1724–1804)

Jung ist ein Mann, wenn ihn ein hübsches Mädchen glücklich oder unglücklich machen kann; mittelalt ist ein Mann, wenn ihn eine Frau glücklich, aber nicht unglücklich machen kann, alt ist ein Mann, wenn ihn eine Frau weder glücklich noch unglücklich machen kann.

David Daube-Oxford (geb. 1909)

70 Jahre jung zu sein ist manchmal weit erfreulicher und hoffnungsvoller, als 40 Jahre alt zu sein.

Oliver Wendell Holmes (1809–1894)

Für mich beginnt das Alter immer 15 Jahre später als ich jetzt bin.

Bernard M. Baruch (1870–1965)

Die ersten 40 Jahre unseres Lebens liefern den Text, die folgenden 30 den Kommentar dazu.

Arthur Schopenhauer (1788–1860)

Nichts macht mehr alt, als der immer vorschwebende Gedanke, daß man älter wird.

Georg Christoph Lichtenberg (1742–1799)

Unglückliches Geschick der Menschen! Kaum ist der Geist zu seiner Reife gelangt, beginnt der Körper dahinzuwelken.

Montesquieu (1689–1755)

Der Typus des Würdegreises mag unseren Hochschulen zur Zier gereichen, aber die Vorstellung ist irrig, als ob nach dem sechzigsten Lebensjahr noch eine beachtliche wissenschaftliche Leistung zu erwarten oder noch eine kräftige Leitung eines großen Institutes oder einer Klinik möglich wäre.

Alfred Grotjahn (1869–1931)

Keine Kunst ist's alt zu werden,
Es ist Kunst, es zu ertragen.

Johann Wolfgang von Goethe (1749–1832)

Von nichts wird man so rasch alt wie von der Faulheit.

Miguel Angel Asturias (1899–1974)

Lang ist das Leben, wenn es gut ausgefüllt ist; was nützt uns ein achtzigjähriges Dasein, wenn mit Nichtstun verbracht? Der wirkliche Wert des Lebens läßt sich nicht nach der Zeit, sondern nur nach dem Gebrauch derselben bemessen.

Paolo Mantegazza (1831–1910)

Bleib' in den Stiefeln, Mensch!
So lange als möglich.

Wilhelm Raabe (1831–1910)

Das Erlebte weiß jeder zu schätzen, am meisten der Denkende und Nachsinnende im Alter; er fühlt mit Zuversicht und Behaglichkeit, daß ihm das niemand rauben kann.

Johann Wolfgang von Goethe (1749–1832)

Im Alter gibt es keinen schöneren Trost, als daß man die ganze Kraft seiner Jugend Werken einverleibt hat, die nicht mitaltern.

Arthur Schopenhauer (1788–1860)

Man bleibt jung, so lange man noch lernen, neue Gewohnheiten annehmen und einen Widerspruch ertragen kann.

Marie von Ebner-Eschenbach (1830–1916)

Die Erinnerung ist das einzige Paradies, aus dem wir nicht vertrieben werden können.

Jean Paul (1763–1825)

Mehr noch als nach dem Glück unserer Jugend sehnen wir uns im Alter nach den Wünschen unserer Jugend zurück.

Marie von Ebner-Eschenbach (1830–1916)

Jedem Alter des Menschen antwortet eine gewisse Philosophie.

Johann Wolfgang von Goethe (1749–1832)

In der Jugend herrscht die Anschauung, im Alter das Denken vor: daher ist jene Zeit für Poesie, diese mehr für Philosophie.

Arthur Schopenhaar (1788–1860)

Man darf nur alt werden, um milder zu sein; ich sehe keinen Fehler begehen, den ich nicht auch begangen hätte.

Johann Wolfgang von Goethe (1749–1832)

Unser Leben ist ein Erlebnis. Es ist so lang, als es Erlebnisse in sich schließt.

Carl Ludwig Schleich (1859–1922)

Langlebigkeit ist nur dann wünschenswert, wenn sie die Dauer der Jugend, nicht, wenn sie die des Alters vergrößert.

Alexis Carrel (1873–1944)

Wer sehr alt werden will, der muß beizeiten anfangen.

Spanisches Sprichwort

Das ganze Geheimnis, sein Leben zu verlängern, besteht darin, es nicht zu verkürzen.

Ernst von Feuchtersleben (1806–1849)

Auf dieser Welt muß entweder bald gestorben oder geduldig gelebt werden.

Martin Luther (1483–1546)

Was einen Anfang hat, nähert sich beständig seinem Untergange und ist demselben um so viel näher, je mehr es sich von dem Punkte seines Anfangs entfernt hat.

Immanuel Kant (1724–1804)

Vom Standpunkt der Jugend aus gesehen ist das Leben eine unendlich lange Zukunft, vom Standpunkt des Alters aus eine sehr kurze Vergangenheit.

Arthur Schopenhauer (1788–1860)

Nicht derjenige ist der älteste, der von der Wiege am weitesten entfernt, sondern der, welcher dem Grabe am nächsten steht.

Mór Jókai (1825–1904)

»75«! Keiner will es sein, aber jeder will es werden.

Karl Heinrich Bauer (1890–1978)

Das schlimmste Übel ist ausscheiden aus der Schar der Lebendigen, ehe man stirbt.

Seneca (um 4 v. u. Z.–65)

Nicht der Mensch hat am meisten gelebt, welcher die höchsten Jahre zählt, sondern der, welcher sein Leben am meisten empfunden hat.

Jean-Jacques Rousseau (1712–1778)

Wer nicht den Geist seines Alters hat, hat das ganze Unglück seines Alters.

Voltaire (1694–1778)

Der Alte verliert eins der größten Menschenrechte: er wird nicht mehr von seinesgleichen beurteilt.

Johann Wolfgang von Goethe (1749–1832)

In den Ozean schifft mit tausend Masten der Jüngling;
Still auf gerettetem Boot, treibt in den Hafen der Greis.

Friedrich von Schiller (1759–1805)

Zusammensein zu müssen mit den Menschen, die wir nicht lieben, getrennt zu sein von denen, die wir gern haben, und häufig Umgang zu haben mit solchen, die nichts Gutes im Sinn haben – das ist das Elend all derer, die sehr lange leben.

Indische Spruchweisheit

Manchmal läßt das Schicksal einen Menschen nur am Leben, damit er die Leiche seiner Ideen weiterschleppt.

Wincenty Rzymowski (1883–1950)

Wenn die Zeit kommt, in der man könnte, ist die vorüber, in der man kann.

Marie von Ebner-Eschenbach (1830–1916)

Was man in der Jugend wünscht, hat man im Alter die Fülle.

Johann Wolfgang von Goethe (1749–1832)

Lebhaftigkeit, die mit dem Alter zunimmt, grenzt an Narrheit.

La Rochefoucauld (1613–1680)

Alte Leute geben gern gute Lehren, um sich darüber zu trösten, daß sie nicht mehr imstande sind, böse Beispiele zu geben.

La Rochefoucauld (1613–1680)

Laßt deshalb alle Sorgen um Ruhm und Namen ... Die Lüste reizen euch nicht mehr; entsagt nun auch der letzten Lust, der Lust am Beifall anderer.

Michel de Montaigne (1533–1592)

Die geistige Einstellung, die sich mit der Altersruhe am schlechtesten verträgt, ist der Ehrgeiz; Ruhm und Ruhe können nicht zusammenwohnen.

Michel de Montaigne (1533–1592)

Mit Maßen zehre spat und fruh,
dieweil, hast nicht im Alter du,
kin Mensch dir etwas schenkt dazu.

Hans Sachs (1494–1576)

Armut im Alter ist ein großes Unglück. Ist diese gebannt und die Gesundheit geblieben, so kann das Alter ein sehr erträglicher Teil des Lebens sein.

Arthur Schopenhauer (1788–1860)

Was dem Jüngling die Summe von Jahren, ist für den Greis die Summe von Erlebnissen.

Wincenty Rzymowski (1883–1950)

Wenn man alt ist, muß man mehr tun als da man jung war.

Johann Wolfgang von Goethe (1749–1832)

Man sagt sich oft im Leben, daß man die Vielgeschäftigkeit vermeiden, besonders, je älter man wird, sich desto weniger in ein neues Geschäft einlassen solle. Aber man hat gut reden, gut sich und andern raten. Älter werden heißt selbst ein neues Geschäft antreten; alle Verhältnisse verändern sich, und man muß entweder zu handeln ganz aufhören, oder mit Willen und Bewußtsein das neue Rollenfach übernehmen.

Johann Wolfgang von Goethe (1749–1832)

Im Alter versteht man besser, die Unglücksfälle zu verhüten, in der Jugend, sie zu ertragen.

Arthur Schopenhauer (1788–1860)

Wenn man älter wird, muß man mit Bewußtsein auf einer gewissen Stufe stehenbleiben.

Johann Wolfgang von Goethe (1749–1832)

Der letzte Lebensabschnitt eines weisen Mannes wird in Anspruch genommen, die zuvor erworbenen Torheiten, Vorurteile und Fehlmeinungen zu korrigieren.

Jonathan Swift (1667–1745)

Wenn auch die Welt im Ganzen fortschreitet, die Jugend muß doch immer wieder von vorne anfangen und als Individuum die Epochen der Weltkultur durchmachen.

Johann Wolfgang von Goethe (1749–1832)

Tod

Gegenüber allem anderen kann man sich Sicherheit verschaffen, aber im Hinblick auf den Tod bewohnen wir alle eine Stadt.

Epikur (341–271 v. u. Z.)

Nascentes morimur (Geboren, fangen wir an zu sterben).

Römische Spruchweisheit

Alles ist in steter Wandlung begriffen: auch du veränderst dich unausgesetzt und gehst in gewissem Sinne bereits »hinüber«, auch der Kosmos als Ganzes hat dieses Schicksal.

Marc Aurel (121–180)

Der Tod ist wie die Geburt ein Geheimnis der Allmutter Natur: Aufbau aus denselben Grundstoffen, Auflösung in die gleichen Elemente – jedenfalls nichts, dessen man sich zu schämen hätte. Denn Leben und Sterben stehen nicht im Widerspruch zu dem, was aus der Denkfähigkeit des Menschen folgt und zum Gesetz seines Aufbaues.

Marc Aurel (121–180)

Menschlich gesprochen, hat auch der Tod sein Gutes: er setzt dem Alter ein Ziel.

Jean de la Bruyère (1645–1696)

Wer den Tod fürchtet, hat das Leben verloren.

Johann Gottfried Seume (1763–1810)

Alle mit Naturnotwendigkeit eintretenden Ereignisse tragen ihren Trost in sich, sie mögen noch so furchtbar sein.

Friedrich Engels (1820–1895)

Der Mensch erfährt, er sei auch wer er mag,
ein letztes Glück und einen letzten Tag.

Johann Wolfgang von Goethe (1749–1832)

Non mortem timemus, sed cogitationem mortis.
(Nicht den Tod fürchten wir, sondern die Vorstellung des Todes.)

Seneca (um 4 v. u. Z.–65)

Die 2 Gebote

Lebe das Leben, und denke an denTod!
Tritt, wenn die Stunde da ist, stolz beseite.

Einmal leben zu müssen
heißt unser erstes Gebot.
Nur einmal leben zu dürfen
lautet das zweite.

Erich Kästner (1899–1974)

Menschen, die vor dem Tode fliehen, laufen ihm gerade nach.

Demokrit (460–370 v. u. Z.)

Mors ultima linea rerum.
(Sterben ist der Dinge letztes.)

Horaz (65–08 v. u. Z.)

Ultima (hora) latet. (Die letzte Stunde bleibt verborgen.)

Ulrich von Hutten (1488–1523)

Ach, das allein Beständ'ge ist das Grab.

Anastasius Grün (1806–1876)

Der Friedhof gibt keinen Tot zurück.

Arabische Spruchweisheit

Die Friedhöfe der Welt sind voll von Leuten, die sich für unentbehrlich hielten.

George Clemenceau (1841–1929)

Mehr oder weniger wünschen wir bei allem, was wir tun, das Ende heran, sind ungeduldig, fertig zu werden, und froh, fertig zu sein. Bloß das Generalende, das Ende der Enden, wünschen wir in der Regel so fern als möglich.

Arthur Schopenhauer (1788–1860)

Wenige kennen den Tod. Man erleidet ihn gewöhnlich nicht aus Entschlossenheit, sondern aus Stumpfsinn und Konvention; und die meisten Menschen sterben, weil man dem Tod nicht entgehen kann.

La Rochefoucauld (1613–1680)

Kein Mensch entgeht je dem Alter und dem Tod, hätte er sich selbst auch diese ganze meerumgürtete Erde unterworfen.

Indische Spruchweisheit

Mag auch der Augenblick des Todes von dem der Geburt weit entfernt sein; das Leben ist immer zu kurz, wenn diese Frist schlecht ausgefüllt ist.

Jean-Jacques Rousseau (1712–1778)

Alles, was endlich ist, was einen Anfang und Ursprung hat, hat das Merkmal seiner eingeschränkten Natur in sich, es muß vergehen und ein Ende haben.

Immanuel Kant (1724–1804)

Wenn das Haus fertig ist, kommt der Tod.

Arabische Spruchweisheit

Sir Francis Bacon wirft den Ärzten vor, daß sie Euthanasie nicht in ihr Studium einbeziehen, obwohl es sicher das große Ziel ihres Berufes ist, die Heilung herbeizuführen; sie sollten aber dort, wo dies nicht erreicht werden kann, versuchen, die Schrecken des Todes zu entwaffnen. Wenn sie ihm sein Opfer nicht entreißen können und das Leben verloren sein muß, so sollten sie erreichen, daß es auf die gnädigste Art fortgenommen wird.

William Heberden (1710–1801)

Die von der Medizin erzeugte Illusion, es gäbe ein Leben frei von Krankheit, von Leid und Schmerz und einen natürlichen Tod, der den Menschen ereilt, wenn er das Leben bis zur Neige genossen und satt die Lebensflamme verglühen läßt, dient allein der Selbstdarstellung der Medizin.

Christian Ferber
Aus »Anaesthesia and Analgesia«

Die Götter verbergen vor den Menschen die Glückseligkeit des Todes, damit sie das Leben ertragen.

Heutzutage kann man alles überleben, nur nicht den Tod.

Oscar Wilde (1856–1900)

Das ist das Verhängnis:
Zwischen Empfängnis
und Leichenbegängnis
nichts als Bedrängnis.

Erich Kästner (1899–1974)

Es ist ein feiner Trick der Natur, daß man nach seinem Tode nicht mehr am Leben ist.

Peter Bamm (1897–1975)

Der Tod begeht keinen Fehler, wenigstens macht er keinen wieder gut.

Christian Friedrich Hebbel (1813–1863)

Als Fontenelle (1657–1757) im Sterben lag, fragte man ihn: *»Wie geht's?«* – *»Es geht nicht«*, antwortete er, *»ich gehe.«*

Nicolas Chamfort (1741–1794)

Liest man die Grabinschriften, dann liegt unser Heil nur in Wiederbelebung der Toten und Beerdigung der Lebenden.

Paul Eldridge (geb. 1888)

Schade, daß man ins Paradies mit einem Leichenwagen fährt.

Stanisław Jerzy Lec (1909–1966)

Man kann das Sterben nicht abschaffen. Daß Menschen organisiert Menschen totschlagen, muß man abschaffen.

Jurij Brězan (geb. 1916)

Inhaltsverzeichnis